诵读本

中医临床必读丛书

脾胃论

金·李东垣 撰

文魁 丁国华 整理

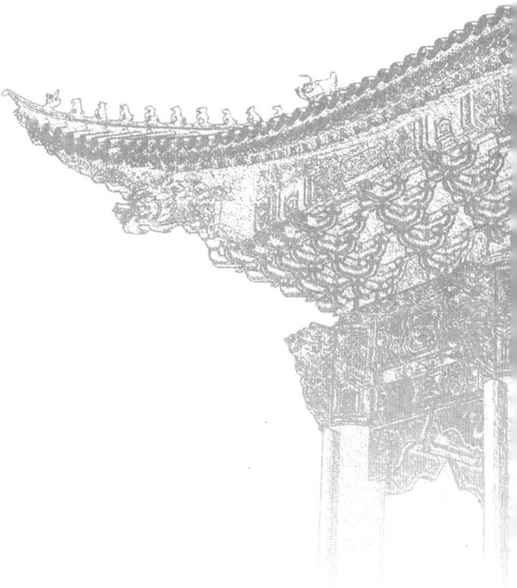

人民卫生出版社

·北京·

图书在版编目（CIP）数据

脾胃论 /（金）李东垣撰；文魁，丁国华整理．北京：人民卫生出版社，2025. 9. --（中医临床必读丛书：诵读本）. --ISBN 978-7-117-38355-4

Ⅰ. R256. 3

中国国家版本馆 CIP 数据核字第 2025107WP2 号

中医临床必读丛书（诵读本）

脾胃论

Zhongyi Linchuang Bidu Congshu (Songduben)

Piweilun

撰　　者：金 · 李东垣
整　　理：文　魁　丁国华
出版发行：人民卫生出版社（中继线 010-59780011）
地　　址：北京市朝阳区潘家园南里 19 号
邮　　编：100021
E - mail：pmph @ pmph.com
购书热线：010-59787592　010-59787584　010-65264830
印　　刷：三河市国英印务有限公司
经　　销：新华书店
开　　本：787 × 1092　1/32　　印张：4.5
字　　数：68 千字
版　　次：2025 年 9 月第 1 版
印　　次：2025 年 9 月第 1 次印刷
标准书号：ISBN 978-7-117-38355-4
定　　价：29.00 元
打击盗版举报电话：010-59787491　E-mail：WQ @ pmph.com
质量问题联系电话：010-59787234　E-mail：zhiliang @ pmph.com
数字融合服务电话：4001118166　E-mail：zengzhi @ pmph.com

出版者的话

昔贤云：书宜多读，谓博览群书可以长识见也，第要有根柢，根柢者何？即《灵枢》《素问》《神农本草》《难经》《金匮》《伤寒论》……是也，宜先熟读。

《中医临床必读丛书》是为了适应国家中医药管理局“全国中医临床优秀人才研修项目”而组织全国著名中医专家学者整理出版的。所选之105种古籍，多为历代医家推崇，被视为“医门之柱石”，被尊为“必读”经典著作，在中医学的发展中，占有重要的学术地位，自2005年相继出版以来，颇受中医界广泛关注和好评，先后多次重印发行。为提供更加便利的学习条件，根据读者的反馈和要求，我们从105种必读古籍中选取了销量较好的，运用广泛的10种古籍，聘请专业诵读人员，录制了音频资料，以二维码的形式，推出了《中医临床必读丛书》(诵读本)。

期待诵读本的出版，能真正起到读古籍、筑根基、做临床、提疗效的作用，能有助于中医临床人才的培养和成长。只要大家坚持学习，就会学有所得、学有所长、学有所进、学有所成，使自己成为中医界有用之才。

《中医临床必读丛书》(诵读本)

《黄帝内经素问》

《灵枢经》

《伤寒论》

《金匮要略》

《温病条辨》

《脾胃论》

《傅青主女科》

《医林改错》

《针灸甲乙经》

《针灸大成》

人民卫生出版社

2024年11月

导　读

《脾胃论》是金元四大医家李东垣的代表作，在浩如烟海的古医籍中占有重要的位置，是学习中医、从事中医临床工作的必读之书。李东垣对中医学术的发展贡献卓著，开创了疾病的内伤学说，他从损伤脾胃之气加以论述，独树一帜地形成了脾胃学派，对后世影响巨大；同时创立了许多独特的治疗方法，如补中益气、升阳散火、升阳除湿、益气活血、内托消肿等，尤其是甘温除热的法则，直到今天仍脍炙人口，疗效显著。

一、《脾胃论》与作者

《脾胃论》撰于公元 1249 年（宋淳祐九年），是东垣晚年的作品。全书共三卷，卷上以脾胃虚实传变论、脾胃胜衰论等论述脾胃学说的主要观点。卷中阐述脾胃病的具体治疗，如对劳倦所伤、补脾升阳、安心养神的用药与针刺等。卷下论述脾胃与天地阴阳、升降沉浮的密切关系，并结合病症提出了各种治疗方法。全书列方 61 首，并详述其方义及服法。《脾胃论》阐述了中土清阳之气在人体病理变化中的重要地位，强调了调理脾胃在治疗上的积极作用。

作者李杲，字明之，晚号东垣老人，习称李东垣，金时真定（今河北正定）人。生于公元 1180 年（金大定二十年），卒于公元 1251 年（宋淳祐十一年），享年 71 岁，为金代著名的医学家。东垣年少聪颖，博学强记。通《春秋》《书》《易》，尤爱医药。20 多岁时其母患病，东垣请遍诸医为母诊治，然而不但没有治好，就连得的什么病也不知道，为此他“痛悼不知医理而失其亲”，发誓：“若遇良医，当力学以志吾过。”当时，著名医家张元素医名鼎盛，东垣便“捐金帛”从其学。

张元素对《黄帝内经》很有研究，主张治病从辨识脏腑的虚实着手，根据气候和病人的体质灵活用药，东垣尽得其学。在张元素脏腑辨证学说的启示下，东垣阐发《黄帝内经》“土者生万物”的理论，提出了“人以胃气为本”的学说，强调脾胃在精气升降中的重要作用，以脾胃为元气之所出，相火为元气之贼，“火与元气不两立，一胜则一负”，因而发明了升阳泻火和甘温除热的用药法度，被后世称为“补土派”，与张子和、刘河间、朱丹溪齐名，合称金元四大家。

东垣生平著述颇多，据史料记载不下十余种，但多有散佚。存世而广为流传的有《内外伤辨惑论》《脾胃论》《兰室秘藏》《医学发明》《活法机要》《东垣先生试效方》等。其中《脾胃论》是他的代表作。

二、主要学术特点及对临床的指导意义

本书是东垣学说中理论最集中的部分，颇能反映他学有渊源，治有特点的思想体系。他在传统的伤寒学说的基础上，提出了内伤学说，先著《内外伤辨惑论》，再著《脾胃论》，强调“人以胃气为本”，从而开创了中医对脾胃的认识。并经过以后七百余年的临床验证，其理论是成立的，方法是有效的、可以重复的。他的学术特点，可以概括为以下几个方面：

1. 脾胃是元气之本

脾胃学说的一个中心内容，就是脾胃元气论，这是人体发病与否的根本问题。关于元气之说，《黄帝内经》《难经》早已提出，前者为“真气”，后者为“原气”，而共同点是重视肾气。东垣发展这一理论，他重视内因在病变中的作用，认为无论内伤或外感发病，都是由于人体气虚。即疾病的形成，是

由于气不足，而气之所以不足，是因脾胃损伤所致。如书中《脾胃虚则九窍不通论》曰："真气又名元气，乃先身生之精气也，非胃气不能滋之。"又《脾胃虚实传变论》曰："脾胃之气既伤，而元气亦不能充，而诸病之所由生也。"可见他认为脾胃是元气之源，元气又是人身之本，脾胃伤则元气衰，元气衰则疾病便可以发生。因此，必须注重脾胃，这是东垣脾胃学说的基本论点，同时提出了临床上脾胃病处理的常法。如胃病则湿胜，怠惰嗜卧，四肢不收，或大便泄泻，治从平胃散；脾胃不足，土不生金，则肺脾气虚，自汗，四肢发热，或大便泄泻，或皮毛枯槁，发脱落，治从黄芪建中汤；或脾胃不足，阳虚不能生阴血，治从本证中摘取四物汤一二味，使阳生而阴长；或脾胃真气虚弱，气短脉弱，治从四君子汤；如脾湿下流，下焦气化不行，或渴或小便闭涩，赤黄而少，治从正药中摘取五苓散一二味，化气利湿。东垣将上述治脾胃病的常法称为五证五药。

然而，东垣又认为：脾胃有病与其他脏腑不同，脾为中土，其病每无定体，临床中应考虑到肝、心、肺、肾的有余与不足，或补或泻，但必须抓住脾胃这个重点。这种精神渊源于《黄帝内经》五行生克制化的理论，即“至而不至，是为不及，所胜妄行，所生受病，所不胜乘之”。按照这种理论指导用药，疗效远较上述一般处理为佳。书中列举“脾胃不足”“心火亢盛”“肝木妄行”“肺金受邪”“肾水反来侮土”的证候变化，以及君臣佐使的常用药物，这是《脾胃论》辨证用药的基本部分，亦是全书的重点。东垣所制诸方，大多是从这个基础上演绎发挥的，他经常结合四时气候的变化，进行具体用药，这些便是东垣治脾胃病的变法，应当重点领悟。

2. 脾胃为升降的枢纽

东垣认为，自然界的一切事物都是时刻在运动着，而这种运动的形式，主要表现为升降沉浮的变化。这种变化即为“天地阴阳生杀之理”。如：一年四季，以春为首，春夏地气升浮而万物生长，并由萌芽而繁茂；秋冬天气沉降而杀藏，万物逐渐凋亡。这一年之气的升降，惟长夏土气居于中央，为之枢纽。而人体精气的升降运动，亦赖脾胃（属土）居于其中而主宰，亦为之枢纽。《天地阴阳生杀之理在升降沉浮之间论》曰：“盖胃为水谷之海，饮食入胃，而精气先输脾归肺，上行春夏之令，以滋养周身，乃清气为天者也；升已而下输膀胱，行秋冬之令，为传化糟粕，转味而出，乃浊阴为地者也。”可见脾胃健运，升则上输心肺，降则下归肝肾，才能维持“清阳出上窍，浊阴出下窍；清阳发腠理，浊阴走五脏；清阳实四肢，浊阴归六腑”的正常升降运动。若脾胃升降失常，则内而五脏六腑，外而四肢九窍，都会发生各种病症。

不过，东垣在升降问题上，特别强调生长和升发的一面。他认为只有谷气上升，脾气升发，元气才能充沛，生机才能活跃，阴火才能潜藏。与此相反，若谷气不升，脾气下流，元气即将匮乏和消沉，生机也会受到影响，不能活跃起来，阴火即可因之上冲而为各种病症。因此，东垣在理论上非常重视升发脾之阳气，在治疗时喜用升麻、柴胡之类的药，以遂其生升之性。并由此而提出“胃虚脏腑经络皆无所受气而俱病”“脾胃虚则九窍不通”等论点，这些在发病论中大加阐发，以强调升发脾胃之气的重要，从而构成了“土为万物之母”之说。治疗上虽然主张升发脾胃之气，但同时也注意潜降阴火，二者相反相成。《脾胃论》中的许多方剂，均体现了他的这一治疗观点。

3. 脾胃内伤论

东垣身处金元时代医学界的“新学肇

新”之际，他接受了其师张元素“运气不济，古今异轨，古方新病，不相能也”的革新思想。他从当时的医疗实践中观察到，由于战争频繁，兵连祸结，民不聊生，人们在水深火热中挣扎，无休止的劳役，饥饱不节，精神的恐惧和紧张，致使脾胃受伤，从而导致各种疾病的发生。如《脾胃盛衰论》曰：“饮食不节则胃病，胃病则气短精神少……胃既病，则脾无所禀受……故亦从而病焉。”东垣将《黄帝内经》的理论与临床实际密切结合，提出了“内伤脾胃，百病由生”的论点，并形成了一种具有独创性的理论——脾胃内伤说。其论脾胃总括有四大要点：一为人赖天阳之气以生，而此阳气须并于脾胃；二为人赖地阴之气以长，而此阴气须化于脾胃；三为人赖阴精之奉以寿，而此阴精必源于脾胃；四为人赖营气之充以养，而此营气必统于脾胃。由此可见，他认为脾胃是人的生、长、寿、养之本，如脾胃受伤，人体所需的阳气、阴气、阴精、营血，也就必然受害，正常的活动便不能维系，这样，各种疾病也就发生了。并具体论述“病从脾胃所生，及养生当实元气者”的四要素：第一，要能顺应四时；否则元气不固，烦劳伤阳，病生脾胃。第二，要谷气上升，春夏令行；

否则谷气下流，收藏令行，亦病生脾胃。第三，要少阳春升之气上升，则诸阳皆升；否则胆气不升，阳气不升，亦必脾胃致病。第四,五气能藏于心肺，五味能藏于肠胃，则气和神生；否则气机乖错，亦病从脾胃而生。这些均为纲领性地概括论述了脾胃病的病机。

关于脾胃不足的基本病情变化，如运化不及，水谷不化精微而湿胜，则见脉缓，怠惰嗜卧，四肢不收，或大便泄泻等症；土虚不能生金，肺气亦虚，则见脉弦，气弱自汗，四肢发热，或大便泄泻，或皮毛枯槁，发脱落等症；脾胃不足，则荣气亦虚，则见脉虚而血弱等症；脾胃不足，中气虚弱，则见气短脉弱等症。如中气虚陷，气化不行，则见或渴，或小便闭涩，赤黄而少等症。这些又都是东垣总结脾胃病常见而典型的症状表现。

4. 制方用药法度

东垣独辟脾胃学说，强调脾胃不足、胃气的升发，因而在治疗上重视甘温补益、升阳益气，如升麻、柴胡、黄芪等药物在方剂中的运用，充分体现了他的这一治疗思想。他创制了很多治疗脾胃病的方剂，其中补中益气汤是治疗脾胃病的核心方，不但东垣在当时治疗因脾胃受伤而引起的“阴火炽盛”的某些发热性疾病取得了很好的效果，而且后世医家沿用至今，对当今临床上一些脾胃虚弱性疾病亦卓有成效。

补中益气汤的药物组成为：黄芪、甘草、人参、当归、橘皮、升麻、柴胡、白术。方中黄芪用量最多，因肺为气之本，重用黄芪以补肺气，益皮毛而固腠理，不令自汗损其元气，故为主药；脾为肺之母，脾胃一虚，则肺气先绝，故辅以人参、甘草，泻火热而补脾胃中的元气。白术燥湿健脾，亦可助黄芪补中益气。气为血帅，血为气母，又以当归和血脉调营，协参、芪益气养血。佐以陈皮行气和胃，醒脾调中，使之芪、参补而不滞。同时用以升麻、柴胡升举下陷的阳气。东垣的立方之旨，不外乎补脾益气，升阳调中，使脾气健运，升降有序，气机畅达，阳气不得闷郁，故身热等诸症皆除。东垣的这一治法，被后世称为“甘温除热法”，并广泛用于临床治疗中。如治疗中气不足，气虚下陷的胃下垂、脱肛、子宫脱垂，以及久泄久痢属中气下陷者；同时，对于素体气虚，易患感冒，或气虚外感发热不退，身倦多汗等症亦有较好的疗效。

脾主四时，东垣认为脾胃病随着四时

气候的变化而病情有所出入，治疗时在补中益气汤的基础上可随症加减变化。如时在春令，风湿相搏，一身尽痛，即于补中益气汤中加羌活、防风、藁本、苍术等，以补中升阳，风以胜湿，合而用之；如为风木夹阴火为患，则病情较为复杂，可参用通气防风汤的方法，益气祛风，兼泻阴火。若暑伤胃气，治以清暑益气方法，主用清暑益气汤。此方以补中升阳为主，兼以泻火坚阴。配伍苍术、白术、泽泻等，上下分消其湿；神曲、青皮消食快气。益以麦冬、五味子合人参，以保肺清金，清暑而养气阴。如时在秋令，有两种病情，一为秋凉外束，湿热未退，肺脾两虚，则治以升阳益胃汤，甘温补中，重用风药，升脾阳益肺气；配伍半夏、黄连，有苦辛通降，清化湿热之意；合陈皮、茯苓、泽泻等，健脾和胃化湿。这种治法，实际上是一方面治本，一方面治标。另外一种为秋凉偏甚，客寒犯胃，又当温胃理气，治以厚朴温中汤。方用厚朴、木香、橘皮、茯苓、炙甘草理气和胃，草豆蔻、干姜温中散寒。如时在冬令、亦有两种病情，多见的是脾肾俱寒，治以温通，用沉香温胃丸。方用附子、桂枝、干姜、吴茱萸等，以温运三阴。配伍沉香、丁香、茴香、木香等，用以辛通脾肾之气；并佐调补气血之品，兼以扶正。假如见上热下寒，寒热错杂之证的，治以神圣复气汤。东垣将肝脾肾三阴同治，集合益气升阳，甘寒除热，又温肾之阳于一方，这是为病情复杂的立法，临症时不可不知。

除此之外，东垣还有四时用药的加减法，区分主次配伍。如脾胃不足，则以白术为君，人参、黄芪为臣，甘草、芍药、桑白皮为佐，黄连为使；心火亢盛，则以黄连为君，黄柏、生地为臣，芍药、石膏、知母、黄芩、甘草为佐，等等。可见东垣临证制方用药是有法度的，规矩中因四时气候的变化、临床症状的不同，又不乏灵活性，这是中医辨证施治的精髓所在。

三、如何学习《脾胃论》

《脾胃论》一书的内容充分反映了李东垣的学术思想，如何学好《脾胃论》，掌握东垣的学术观点、学术见解和临床经验，是提高我们自身中医理论水平关键的一个方面。科学的学习方法和正确的学习态度是非常重要的，除通读、熟读原文外，可以从以下几个方面帮助理解和掌握。

1. 上联《黄帝内经》，了解其学术渊源

东垣理论上的创新和治疗上的特点，均

渊源于《黄帝内经》。他的治学，据其自述谓“幼自《难》《素》于易水张元素先生，讲诵即久，稍有所得”，及至“中年以来，更事颇多”，才“诸所诊治，坦然不惑”(《内外伤辨惑论》自序)。他重视经典理论的钻研，尝谓:“著论处方已详矣，然恐或者不知其源，而无所考据，复以《黄帝内经》、仲景所论脾胃者列于左。”于此，可见他探本求源的精神。据史料记载，东垣治病有四个环节:即明经、别脉、识证、处方。有病人求医，他先是诊脉，辨明脉象后便进行诊断，随即告诉病人患的何证，然后再从《黄帝内经》《难经》《伤寒论》等医经中引出经文，同时加以分析、对照，证明自己的诊断与医经的论述毫无二致时，才执笔处方。他创立的脾胃学说，根基亦源于《黄帝内经》，仅就《脾胃论》开篇的“脾胃虚实传变论”一节中，就有 12 处引自《黄帝内经》的原文。“人以水谷为本”“脉无胃气亦死”。在领会这些经文时，联系临床实际，认识到五脏中的脾、六腑中的胃，对人体生理活动至关重要。他用《黄帝内经》阐发的“阴阳”“藏象”原理，加以分析，找到了立论的根据，这便是东垣学说的渊源。东垣以调治脾胃内伤而独树一帜，也正是由于他对《黄帝内经》《伤寒论》有深刻的研究，才有基础发展新的脾胃学说，这种成就是渊源和发展的关系。所以，我们在学习《脾胃论》的同时，一定要联系《黄帝内经》原文，深刻领悟《黄帝内经》旨意，明确东垣之说不是无水之源，无本之木，只有这样，才能更好地帮助我们掌握脾胃学说的要领，以及临床病证的千变万化。

2. 结合中医基础理论，深入阅读原著

目前的中医基础理论是历代中医学家经过千锤百炼，整理、归纳、总结出来的。利用所学过的中医基本知识和基础理论，可以帮助我们更好地理解、掌握《脾胃论》的基本内容。如结合学过的脾胃为后天之本，脾主升、胃主降等脏腑功能特点，以及补中益气汤等方剂来理解其“脾胃内伤，百病由生”，“脾主升、胃主降”等观点，会有较大的帮助。同时也可以加强对这些观点的理解，加强记忆。当然，东垣学说中有一些内容是基础理论及临床知识所没有的，如脾胃为元气之本，脾胃为全身气机升降枢纽，元气与阴火不两立等，但借助原有的知识，可以加强对这些观点的理解，理解得深入，记忆就会牢固。同时，也会加深其学术观点的印象。中医各家的学术思想，是后人通过学习原著，经过研究分析、归纳总结出来的。因此，阅读原著，对于有代表性的篇章、医案等应该作为重点。一方面可以加深对其学术思想的印象和理解，另一方面还可以从中体会到如何总结其学术观点和临床经验。由于原著最真实地反映其学术见解，是我们学习研究的第一手资料，阅读后自己可以分析总结，既可以提高阅读学习古医籍的能力，又可以提高学术水平。故此必须从原著着手，结合中医基本知识，从根本上掌握东垣的学术思想。

3. 联系临床实际，掌握经典方药

东垣治病通常是“不循故常”，且得心应手。在当时，以张仲景方药为代表的经方派势力很大，治病照搬古方，因而误治致死者不少。而东垣却结合当时的社会状况，考虑到许多人得病，并非外感风寒，而是在兵荒马乱之中，颠沛流离，起居不时，饮食不调而造成的胃弱气乏。于是他创制了许多新方，救人无数。其中补中益气汤、调中益气汤、升阳益胃汤等被后世历代医家所推崇，直至今日，补中益气汤等仍是临床常用方剂。学习《脾胃论》必须掌握东垣的制方主旨，深刻领会方剂的组方原则，特别是药物配伍上的法度。掌握东垣“甘温除热法”在临床上的应用，以及对脾胃益气升阳药物运用的方法。同时密切结合临床实际，因人、因时、因地灵活运用，随机加减化裁。如此，定会运用自如，效若桴鼓。

李东垣是一代医学大家，他基于临床实际，引经立论，谱写了中国医学史上光辉的一页。我们不但要读他的原著，学习他的学术思想，掌握临床的经典方药，更要学习他的治学精神，勇于创新，推动中医学术的更大发展。

文　魁

2005 年 3 月

整理说明

本次《脾胃论》的整理出版，是在1993年出版的《东垣医集》基础上进行的。《东垣医集》是20世纪80年代卫生部中医古籍整理办公室的立项整理书目，在全国著名中医学家丁光迪先生的主持下，从版本的搜集、选择，到校勘、注释等，花费了大量时间，倾注了极大心力，历经数年得以完成。1993年出版后得到了广大界内人士的好评，为中医界奉献了一部好的读本。《脾胃论》是《东垣医集》中的一种，根据本次出版要求，又做了如下整理工作：

1. 本书原为繁体字竖排版，本次出版将繁体字一律改为规范的简体字，同时将竖排版改为横排版，故原文方剂中的“右件……”一律径改为“上件……”。

2. 本次出版为白文本，故对原有校释注文进行了一一审核，除对原文不注不明文意外，其他错讹衍倒等一律径改不出注文，尽量保持《东垣医集》中《脾胃论》的版本面貌，方便读者阅读。

3. 审核全书标点，对明显错谬处予以纠正。

4. 对原文的异体字、通假字、古今字一律径改不出注文。如：舌胎改为舌苔；四支改为四肢；濇脉改为涩脉；踈风改为疏风，等等。

5. 中药名力求规范统一，凡黄檗改为黄柏，当归稍改为当归梢，菉豆改为绿豆，硃砂改为朱砂，等等。

6. 将原书中 61 首方剂以笔画为序整理出方剂索引，附在书后，便于读者查阅。

序

天之邪气，感则害人五脏，八风之邪，中人之高者也；水谷之寒热，感则害人六腑，谓水谷入胃，其精气上注于肺，浊溜于肠胃，饮食不节而病者也；地之湿气，感则害人皮肤筋脉，必从足始者也。《内经》说百病皆由上中下三者，及论形气两虚，即不及天地之邪，乃知脾胃不足，为百病之始，有余不足，世医不能辨之者，盖已久矣。往者，遭壬辰之变，五六十日之间，为饮食劳倦所伤而殁者，将百万人，皆谓由伤寒而殁，后见明之辨内外伤及饮食劳倦伤一论，而后知世医之误。学术不明，误人乃如此，可不大哀耶！ 明之既著论矣，且惧俗蔽不可以猝悟也，故又著《脾胃论》叮咛之。上发二书之微，下祛千载之惑，此书果行，壬辰药祸，当无从而作。仁人之言，其意博哉。

己酉七月望日遗山元好问序

目　录

脾胃论

卷上

东垣老人李杲 撰

脾胃虚实传变论

五脏别论云：胃、大肠、小肠、三焦、膀胱，此五者，天气之所生也，其气象天，故泻而不藏，此受五脏浊气，名曰传化之府，此不能久留，输泻者也。所谓五脏者，藏精气而不泻也，故满而不能实；六腑者，传化物而不藏，故实而不能满。所以然者，水谷入口，则胃实而肠虚，食下，则肠实而胃虚，故曰实而不满，满而不实也。阴阳应象大论云：谷气通于脾。六经为川，肠胃为海，九窍为水注之气。九窍者，五脏主之。五脏皆得胃气，乃能通利。通评虚实论云：头痛耳鸣，九窍不利，肠胃之所生也。胃气一虚，耳目口鼻，俱为之病。经脉别论云：食气入胃，散精于肝，淫气于筋。食气入胃，浊气归心，淫精于脉。脉气流经，经气归于肺，肺朝百脉，输精于皮毛。毛脉合精，行气于腑，腑精神明，留于四脏。气归于权衡，权衡以平，气口成寸，以决死生。饮入于胃，游溢精气，上输于脾。脾气散精，上归于肺，通调水道，下输膀胱。水精四布，五经并行，合于四时五脏阴阳，揆度以为常也。又云：阴之所生，本在五味；阴之五官，伤在五味。

至于五味，口嗜而欲食之，必自裁制，勿使过焉，过则伤其正也。谨和五味，骨正筋柔，气血以流，腠理以密，如是则骨气以精，谨道如法，长有天命。平人气象论云：人以水谷为本，故人绝水谷则死，脉无胃气亦死，所谓无胃气者，非肝不弦，肾不石也。历观诸篇而参考之，则元气之充足，皆由脾胃之气无所伤，而后能滋养元气；若胃气之本弱，饮食自倍，则脾胃之气既伤，而元气亦不能充，而诸病之所由生也。

《内经》之旨，皎如日星，犹恐后人有所未达，故《灵枢经》中复申其说。经云：水谷入口，其味有五，各注其海，津液各走其道。胃者，水谷之海，其输上在气街，下至三里。水谷之海有余，则腹满；水谷之海不足，则饥不受谷食。人之所受气者，谷也；谷之所注者，胃也；胃者，水谷气血之海也。海之所行云气者，天下也，胃之所出气血者，经隧也。经隧者，五脏六腑之大络也。又云：五谷入于胃也，其糟粕、津液、宗气，分为三隧。故宗气积于胸中，出于喉咙，以贯心肺，而行呼吸焉。荣气者，泌其津液，注之于脉，化而为血，以荣四末，内注五脏六腑以应刻数焉。卫者，出其悍气之慓疾，而行于四末分肉、皮肤之间，而不休者也。

又云：中焦之所出，亦并胃中，出上焦之后，此所受气者，泌糟粕，蒸津液，化为精微，上注于肺脉，乃化而为血，以奉生身，莫贵于此。圣人谆复其辞而不惮其烦者，仁天下后世之心亦惓惓矣。

故夫饮食失节，寒温不适，脾胃乃伤；喜怒忧恐，损耗元气，资助心火。火与元气不两立，火胜则乘其土位，此所以病也。调经篇云，病生阴者，得之饮食居处，阴阳喜怒。又云：阴虚则内热，有所劳倦，形气衰少，谷气不盛，上焦不行，下脘不通，胃气热，热气熏胸中，故为内热。脾胃一伤，五乱互作，其始病遍身壮热，头痛目眩，肢体沉重，四肢不收，怠惰嗜卧，为热所伤，元气不能运用，故四肢困怠如此。圣人著之于经，谓人以胃土为本，成文演义，互相发明，不一而止。粗工不解读，妄意使用，本以活人，反以害人。

今举经中言病从脾胃所生，及养生当实元气者条陈之。生气通天论云：苍天之气清净，则志意治，顺之则阳气固，虽有贼邪，弗能害也，此因时之序。故圣人传精神，服天气，而通神明。失之内闭九窍，外壅肌肉，卫气散解。此谓自伤，气之削也。阳气者，烦劳则张，精绝，辟积于夏，使人煎厥。目盲耳闭，溃溃乎若坏都。故苍天之气贵清净，阳气恶烦劳，病从脾胃生者一也。五常政大论云：阴精所奉其人寿，阳精所降其人夭。阴精所奉，谓脾胃既和，谷气上升，春夏令行，故其人寿。阳精所降，谓脾胃不和，谷气下流，收藏令行，故其人夭，病从脾胃生者二也。六节脏象论云：脾、胃、大肠、小肠、三焦、膀胱者，仓廪之本，荣之居也，名曰器，能化糟粕，转味而入出者也。其华在唇四白，其充在肌，其味甘，其色黄。此至阴之类，通于土气。凡十一脏，皆取决于胆也。胆者，少阳春升之气，春气升则万化安。故胆气春升，则余脏从之；胆气不升，则飧泄肠澼，不一而起矣。病从脾胃生者三也。经云：天食人以五气，地食人以五味。五气入鼻，藏于心肺，上使五色修明，音声能彰。五味入口，藏于肠胃，味有所藏，以养五气，气和而生，津液相成，神乃自生。此谓之气者，上焦开发，宣五谷味，熏肤充身泽毛，若雾露之溉。气或乖错，人何以生，病从脾胃生者四也。岂特四者，至于经论天地之邪气，感则害人五脏六腑，及形气俱虚，乃受外邪，不因虚邪，贼邪不能独伤人，诸病从脾胃而生明矣。圣人旨意，重见叠出，详尽如此，且垂戒云，法于阴阳，和于术数，食饮有节，起居有常，不妄作劳，故能形与神俱，而尽终其天年，度百岁乃去。由是言之，饮食起居之际，可不慎哉。

脏气法时升降浮沉补泻之图

五行相生，木、火、土、金、水，循环无端，惟脾无正行，于四季之末各旺一十八日，以生四脏。四季者，辰、戌、丑、未是也。人身形以应九野，左足主立春，丑位是也；左手主立夏，辰位是也；右手主立秋，

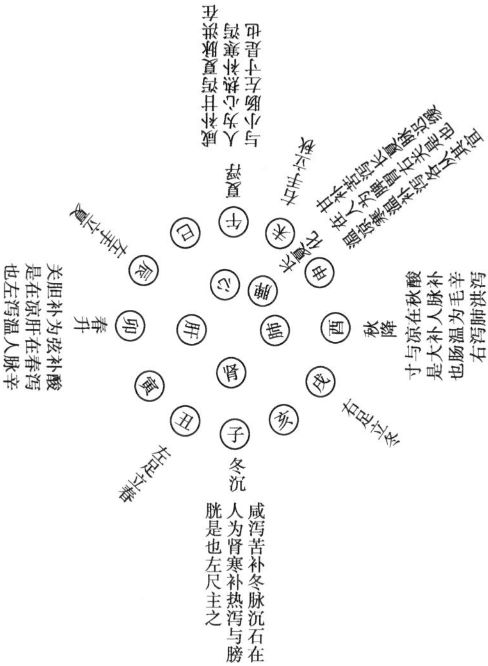

未位是也；右足主立冬，戌位是也[1]。戊湿，其本气平，其兼气温、凉、寒、热，在人以胃应之；己土，其本味咸，其兼味辛、甘、酸、苦，在人以脾应之。脾胃兼化，其病治之，各从其宜，不可定体；肝肺之病，在水火之间，顺逆传变不同，温凉不定，当求责耳。

脾胃胜衰论

胃中元气盛，则能食而不伤，过时而不饥。脾胃俱旺，则能食而肥。脾胃俱虚，则不能食而瘦；或少食而肥，虽肥而四肢不举，盖脾实而邪气盛也。又有善食而瘦者，胃伏火邪于气分则能食，脾虚则肌肉削，即食㑊也。叔和云：多食亦肌虚，此之谓也。

夫饮食不节则胃病，胃病则气短精神少而生大热，有时而显火上行，独燎其面，《黄帝针经》云：面热者，足阳明病。胃既病，则脾无所禀受，脾为死阴，不主时也，故亦从而病焉。形体劳役则脾病，脾病则怠惰嗜

[1] 戌位是也　此下原为图例，为保存全文的完整性，今据《医统》本、《医方类聚》卷九十九引《脾胃论》文将图移于文末。

卧，四肢不收，大便泄泻；脾既病，则其胃不能独行津液，故亦从而病焉。

大抵脾胃虚弱，阳气不能生长，是春夏之令不行，五脏之气不生。脾病则下流乘肾，土克水，则骨乏无力，是为骨蚀，令人骨髓空虚，足不能履地，是阴气重叠，此阴盛阳虚之证。大法云，汗之则愈，下之则死。若用辛甘之药滋胃，当升当浮，使生长之气旺。言其汗者，非正发汗也，为助阳也。

夫胃病其脉缓，脾病其脉迟，且其人当脐有动气，按之牢若痛，若火乘土位，其脉洪缓，更有身热心中不便之证。此阳气衰弱，不能生发，不当于五脏中用药法治之，当从脏气法时论中升降浮沉补泻法用药耳。

如脉缓，病怠惰嗜卧，四肢不收，或大便泄泻，此湿胜，从平胃散。若脉弦，气弱自汗，四肢发热，或大便泄泻，或皮毛枯槁，发脱落，从黄芪建中汤。脉虚而血弱，于四物汤中摘一味或二味，以本显证中加之。或真气虚弱，及气短脉弱，从四君子汤。或渴，或小便闭涩，赤黄多少，从五苓散去桂，摘一二味加正药中。

已上五药，当于本证中随所兼见证加减。假令表虚自汗，春夏加黄芪，秋冬加桂。

如腹中急缩，或脉弦，加防风；急甚加

甘草。腹中窄狭，或气短者，亦加之。腹满气不转者，勿加。虽气不转，而脾胃中气不和者，勿去，但加厚朴以破滞气，然亦不可多用，于甘草五分中加一分可也。腹中夯闷，此非腹胀，乃散而不收，可加芍药收之。

如肺气短促，或不足者，加人参、白芍药。中焦用白芍药，则脾中升阳，使肝胆之邪不敢犯也。腹中窄狭及缩急者，去之，及诸酸涩药亦不可用。

腹中痛者，加甘草、白芍药，稼穑作甘，甘者己也；曲直作酸，酸者甲也。甲己化土，此仲景妙法也。腹痛兼发热，加黄芩；恶寒或腹中觉寒，加桂。

怠惰嗜卧，有湿，胃虚不能食，或沉困，或泄泻，加苍术；自汗，加白术。

小便不利，加茯苓，渴亦加之。

气弱者，加白茯苓、人参；气盛者，加赤茯苓、缩砂仁。气复不能转运，有热者，微加黄连；心烦乱亦如之。

小便少者，加猪苓、泽泻；汗多津液竭于上，勿加之，是津液还入胃中，欲自行也。不渴而小便闭塞不通，加炒黄柏、知母。

小便涩者，加炒滑石；小便淋涩者，加泽泻。且五苓散治渴而小便不利，无恶寒者，不得用桂。

不渴而小便自利，妄见妄闻，乃瘀血证，用炒黄柏、知母，以除肾中燥热。

窍不利而淋，加泽泻、炒滑石；只治窍不利者，六一散中加木通亦可。心脏热者，用钱氏方中导赤散。

中满或但腹胀者，加厚朴；气不顺，加橘皮；气滞，加青皮一、橘皮三。

气短小便利者，四君子汤中去茯苓，加黄芪以补之；如腹中气不转者，更加甘草一半。

腹中刺痛，或周身刺痛者；或里急者，腹中不宽快是也；或虚坐而大便不得者，皆血虚也，血虚则里急；或血气虚弱而目睛痛者，皆加当归身。

头痛者，加川芎；苦头痛，加细辛，此少阴头痛也。

发脱落及脐下痛，加熟地黄。

予平昔调理脾胃虚弱，于此五药中加减，如五脏证中互显一二证，各对证加药，无不验，然终不能使人完复，后或有因而再至者，亦由督、任、冲三脉为邪，皆胃气虚弱之所致也。法虽依证加减，执方料病，不依《素问》法度耳。是以检讨《素问》《难经》及《黄帝针经》中说脾胃不足之源，乃阳气不足，阴气有余，当从六气不足，升降浮沉法，随证用药治之。盖脾胃不足，不同余脏，无定体故也；其治肝、心、肺、肾，有余不足，或补或泻，惟益脾胃之药为切。

经言：至而不至，是为不及，所胜妄行，所生受病，所不胜乘之也。至而不至者，谓从后来者为虚邪，心与小肠来乘脾胃也。脾胃脉中见浮大而弦，其病或烦躁闷乱，或四肢发热，或口干舌干咽干。盖心主火，小肠主热，火热来乘土位，乃湿热相合，故烦躁闷乱也。四肢者，脾胃也，火乘之，故四肢发热也。饮食不节，劳役所伤，以致脾胃虚弱，乃血所生病，主口中津液不行，故口干咽干也。病人自以为渴，医者治以五苓散，谓止渴燥，而反加渴燥，乃重竭津液，以至危亡。经云，虚则补其母，当于心与小肠中以补脾胃之根蒂者。甘温之药为之主，以苦寒之药为之使，以酸味为之臣佐。以其心苦缓，急食酸以收之。心火旺则肺金受邪，金虚则以酸补之。次以甘温及甘寒之剂，于脾胃中泻心火之亢盛，是治其本也。

所胜妄行者，言心火旺能令母实，母者、肝木也，肝木旺则挟火势，无所畏惧而妄行也，故脾胃先受之。或身体沉重，走疰疼痛，盖湿热相搏，而风热郁而不得伸，附著于有形也。或多怒者，风热下陷于地中也。

或目病而生内障者，脾裹血，胃主血，心主脉，脉者，血之腑也，或云心主血，又云肝主血，肝之窍开于目也。或妄见妄闻，起妄心，夜梦亡人，四肢满闭，转筋，皆肝木火盛而为邪也。或生痿，或生痹，或生厥，或中风，或生恶疮，或作肾痿，或为上热下寒，为邪不一，皆风热不得升长，而木火遏于有形中也。

所生受病者，言肺受土火木之邪，而清肃之气伤。或胸满少气短气者，肺主诸气，五脏之气皆不足，而阳道不行也。或咳嗽寒热者，湿热乘其内也。

所不胜乘之者，水乘木之妄行而反来侮土，故肾入心为汗，入肝为泣，入脾为涎，入肺为痰。为嗽、为涕、为嚏，为水出鼻也。一说，下元土盛克水，致督、任、冲三脉盛，火旺煎熬，令水沸腾，而乘脾肺，故痰涎唾出于口也。下行为阴汗，为外肾冷，为足不任身，为脚下隐痛。或水附木势而上为眼涩，为眵，为冷泪，此皆由肺金之虚而寡于畏也。

夫脾胃不足，皆为血病，是阳气不足，阴气有余，故九窍不通。诸阳气根于阴血中，阴血受火邪则阴盛，阴盛则上乘阳分，而阳道不行，无生发升腾之气也。夫阳气走空窍者也，阴气附形质者也，如阴气附于土，阳气上于天，则各安其分也。

今所立方中，有辛甘温药者，非独用也；复有甘苦大寒之剂，亦非独用也，以火、酒二制为之使，引苦甘寒药至顶，而复入于肾肝之下，此所谓升降浮沉之道，自耦而奇，奇而至耦者也。阳分奇，阴分偶。泻阴火以诸风药，升发阳气以滋肝胆之用，是令阳气生，上出于阴分，末用辛甘温药接其升药，使大发散于阳分，而令走九窍也。

经云：食入于胃，散精于肝，淫气于筋。食入于胃，浊气归心，淫精于脉，脉气流经，经气归于肺，肺朝百脉，输精于皮毛，毛脉合精，行气于腑。且饮食入胃，先行阳道，而阳气升浮也，浮者，阳气散满皮毛，升者，充塞头顶，则九窍通利也。若饮食不节，损其胃气，不能克化，散于肝，归于心，溢于肺，食入则昏冒欲睡，得卧则食在一边，气暂得舒，是知升发之气不行者此也。经云：饮入于胃，游溢精气，上输于脾；脾气散精，上归于肺。病人饮入胃，遽觉至脐下，便欲小便，由精气不输于脾，不归于肺，则心火上攻，使口燥咽干，是阴气大盛，其理甚易知也。况脾胃病则当脐有动气，按之牢若痛，有是者乃脾胃虚，无是则非也，亦可作明辨矣。

脾胃不足，是火不能生土，而反抗拒，此至而不至，是为不及也。

白术君　人参臣　甘草佐　芍药佐　黄连使　黄芪臣　桑白皮佐

诸风药皆是风能胜湿也，及诸甘温药亦可。

心火亢盛，乘于脾胃之位，亦至而不至，是为不及也。黄连君　黄柏臣　生地黄臣　芍药佐　石膏佐　知母佐　黄芩佐　甘草佐

肝木妄行，胸胁痛，口苦舌干，往来寒热而呕，多怒，四肢满闭，淋溲便难，转筋，腹中急痛，此所不胜乘之也。

羌活佐　防风臣　升麻使　柴胡君　独活佐　芍药臣　甘草臣　白术佐　茯苓佐　猪苓泽泻佐　肉桂臣　藁本　川芎　细辛　蔓荆子　白芷　石膏　黄柏佐　知母　滑石

肺金受邪，由脾胃虚弱，不能生肺，乃所生受病也。故咳嗽气短、气上，皮毛不能御寒，精神少而渴，情惨惨而不乐，皆阳气不足，阴气有余，是体有余而用不足也。

人参君　白术佐　白芍药佐　橘皮臣　青皮以破滞气　黄芪臣　桂枝佐　桔梗引用　桑白皮佐　甘草诸酸之药皆可　木香佐　槟榔五味子佐，此三味除客气

肾水反来侮土，所胜者妄行也。作涎及清涕，唾多、溺多、而恶寒者是也。土火复之，及三脉为邪，则足不任身，足下痛，不能践地，骨乏无力，喜睡，两丸冷，腹阴阴而痛，妄闻妄见，腰脊背胛皆痛。

干姜君　白术臣　苍术佐　附子佐，炮，少许　肉桂佐，去皮，少许　川乌头臣　茯苓佐　泽泻使　猪苓佐

夫饮食入胃，阳气上行，津液与气，入于心，贯于肺，充实皮毛，散于百脉。脾禀气于胃，而浇灌四旁，荣养气血者也。今饮食损胃，劳倦伤脾，脾胃虚则火邪乘之，而生大热，当先于心分补脾之源，盖土生于火，兼于脾胃中泻火之亢甚，是先治其标、后治其本也。且湿热相合，阳气日以虚，阳气虚则不能上升，而脾胃之气下流，并于肾肝，是有秋冬而无春夏。春主升，夏主浮，在人则肝心应之。弱则阴气盛，故阳气不得营。经云：阳本根于阴，惟泻阴中之火，味薄风药，升发以伸阳气，则阴气不病，阳气生矣。传云：履端于始，序则不愆，正谓此也。

四气调神大论云：天明则日月不明，邪害空窍，阳气者闭塞，地气者冒明，云雾不精，则上应白露不下，在人则缘胃虚，以火乘之。脾为劳倦所伤，劳则气耗，而心火炽

动，血脉沸腾，则血病，而阳气不治，阴火乃独炎上，而走于空窍，以至燎于周身，反用热药以燥脾胃，则谬之谬也。

胃乃脾之刚，脾乃胃之柔，表里之谓也。饮食不节，则胃先病，脾无所禀而后病；劳倦则脾先病，不能为胃行气而后病。其所生病之先后虽异，所受邪则一也。胃为十二经之海，十二经皆禀血气，滋养于身，脾受胃之禀，行其气血也。脾胃既虚，十二经之邪，不一而出。假令不能食而肌肉削，乃本病也。其右关脉缓而弱，本脉也。而本部本证脉中兼见弦脉，或见四肢满闭，淋溲便难，转筋一二证，此肝之脾胃病也。当于本经药中，加风药以泻之。本部本证脉中兼见洪大，或见肌热，烦热，面赤而不能食，肌肉消一二证，此心之脾胃病也。当于本经药中，加泻心火之药。本部本证脉中兼见浮涩，或见气短、气上，喘咳、痰盛，皮涩一二证，此肺之脾胃病也。当于本经药中，兼泻肺之体，及补气之药。本部本证脉中兼见沉细，或见善恐欠之证，此肾之脾胃病也，当于本经药中，加泻肾水之浮，及泻阴火伏炽之药。

经云：病有逆从，治有反正，除四反治法，不须论之。其下云：惟有阳明、厥阴，不从标本，从乎中也。其注者，以阳明在上，中见太阴，厥阴在上，中见少阳为说，予独谓不然，此中，非中外之中也，亦非上中之中也，乃不定之辞，盖欲人临病消息，酌中用药耳。以手足阳明、厥阴者，中气也，在卯酉之分，天地之门户也。春分、秋分，以分阴阳也，中有水火之异者也。况手厥阴为十二经之领袖，主生化之源；足阳明为十二经之海，主经营之气，诸经皆禀之。言阳明、厥阴与何经相并而为病，酌中以用药，如权之在衡、在两，则有在两之中；在斤，则有在斤之中也。所以言此者，发明脾胃之病，不可一例而推之，不可一途而取之，欲人知百病皆由脾胃衰而生也，毫厘之失，则灾害立生。假如时在长夏，于长夏之令中立方，谓正当主气衰而客气旺之时也，后之处方者，当从此法，加时令药，名曰补脾胃泻阴火升阳汤。

补脾胃泻阴火升阳汤

柴胡一两五钱　甘草炙　黄芪臣　苍术泔浸，去黑皮，切作片子，日曝干，剉碎炒　羌活已上各一两　升麻八钱　人参臣　黄芩已上各七钱　黄连去须，酒制，五钱，炒，为臣为佐　石膏少许，长夏微用，过时去之，从权

上件㕮咀，每服三钱，水二盏，煎至一

盏，去柤，大温服，早饭后、午饭前，间日服。服药之时，宜减食，宜美食。服药讫，忌语话一二时辰许，及酒、湿面、大料物之类，恐大湿热之物，复助火邪而愈损元气也。亦忌冷水及寒凉淡渗之物及诸果，恐阳气不能生旺也。宜温食及薄滋味，以助阳气。大抵此法此药，欲令阳气升浮耳，若渗泄淡味，皆为滋阴之味，为大禁也；虽然，亦有从权而用之者。如见肾火旺及督、任、冲三脉盛，则用黄柏、知母，酒洗讫，火炒制加之，若分两，则临病斟酌，不可久服，恐助阴气而为害也。小便赤或涩，当利之，大便涩，当行之，此亦从权也，得利则勿再服。此虽立食禁法，若可食之物，一切禁之，则胃气失所养也，亦当从权而食之，以滋胃也。

肺之脾胃虚论

脾胃之虚，怠惰嗜卧，四肢不收，时值秋燥令行，湿热少退，体重节痛，口苦舌干，食无味，大便不调，小便频数，不嗜食，食不消。兼见肺病，洒淅恶寒，惨惨不乐，面色恶而不和，乃阳气不伸故也。当升阳益胃，名之曰升阳益胃汤。

升阳益胃汤

黄芪二两　半夏汤洗，此一味脉涩者宜用　人参去芦　甘草炙，已上各一两　防风以其秋旺，故以辛温泻之　白芍药　羌活　独活已上各五钱　橘皮连穰，四钱　茯苓小便利不渴者勿用　泽泻不淋勿用　柴胡　白术已上各三钱　黄连二钱

何故秋旺用人参、白术、芍药之类反补肺，为脾胃虚则肺最受病，故因时而补，易为力也。

上㕮咀，每服三钱，生姜五片，枣二枚，去核，水三盏，同煎至一盏，去柤，温服，早饭、午饭之间服之，禁忌如前。其药渐加至五钱止。服药后，如小便罢而病加增剧，是不宜利小便，当少去茯苓、泽泻。

若喜食，初一二日不可饱食，恐胃再伤，以药力尚少，胃气不得转运升发也。须薄滋味之食，或美食，助其药力，益升浮之气，而滋其胃气也；慎不可淡食，以损药力，而助邪气之降沉也。可以小役形体，使胃与药得转运升发，慎勿大劳役，使气复伤；若脾胃得安静尤佳。若胃气少觉强壮，少食果，以助谷药之力。经云：五谷为养，五果为助者也。

君臣佐使法

至真要大论云：有毒无毒，所治为主。主病者为君，佐君者为臣，应臣者为使。一法，力大者为君。凡药之所用，皆以气味为主，补泻在味，随时换气。气薄者，为阳中之阴，气厚者，为阳中之阳；味薄者，为阴中之阳，味厚者，为阴中之阴。辛、甘、淡中热者，为阳中之阳，辛、甘、淡中寒者，为阳中之阴；酸、苦、咸之寒者，为阴中之阴，酸、苦、咸之热者，为阴中之阳。夫辛、甘、淡、酸、苦、咸，乃味之阴阳，又为地之阴阳也；温、凉、寒、热，乃气之阴阳，又为天之阴阳也。气味生成，而阴阳造化之机存焉。一物之内，气味兼有，一药之中，理性具焉，主对治疗，由是而出。假令治表实，麻黄、葛根；表虚，桂枝、黄芪。里实，枳实、大黄；里虚，人参，芍药。热者，黄芩、黄连；寒者，干姜、附子之类为君。

君药，分两最多，臣药次之，使药又次之，不可令臣过于君，君臣有序，相与宣摄，则可以御邪除病矣。如《伤寒论》云：阳脉涩，阴脉弦，法当腹中急痛。以芍药之酸，于土中泻木为君；饴糖、炙甘草甘温补脾养胃为臣。水挟木势亦来侮土，故脉弦而腹痛，肉桂大辛热，佐芍药以退寒水。姜、枣甘辛温，发散阳气，行于经脉皮毛为使。建中之名，于此见焉。有缓、急、收、散、升、降、浮、沉、涩、滑之类非一，从权立法于后。

如皮毛肌肉之不伸，无大热，不能食而渴者，加葛根五钱。躁热及胃气上冲，为冲脉所逆，或作逆气而里急者，加炒黄柏、知母。觉胸中热而不渴，加炒黄芩。如胸中结滞气涩，或有热病者，亦各加之。如食少而小便少者，津液不足也，勿利之，益气补胃自行矣。

如气弱气短者，加人参，只升阳之剂助阳，尤胜加人参。恶热发热而燥渴，脉洪大，白虎汤主之；或喘者加人参。如渴不止，寒水石、石膏各等分，少少与之，即钱氏方中甘露散，主身大热而小便数。或上饮下溲，此燥热也；气燥加白葵花，血燥加赤葵花。

如脉弦，只加风药，不可用五苓散。如小便行病增者，此内燥津液不能停，当致津液，加炒黄柏、赤葵花。

如心下痞闷者，加黄连一、黄芩三，减诸甘药。不能食，心下软而痞者，甘草泻心汤则愈。痞有九种，治有仲景《伤寒论》五方泻心汤。

如喘满者，加炙厚朴。

如胃虚弱而痞者，加甘草。

如喘而小便小利者，加苦葶苈。小便不利者加之，小便利为禁药也。

如气短气弱而腹微满者，不去人参，去甘草，加厚朴，然不若苦味泄之，而不令大便行。如腹微满而气不转加之。

中满者，去甘草，倍黄连，加黄柏，更加三味，五苓散少许。此病虽宜升宜汗，如汗多亡阳，加黄芪。四肢烦热肌热与羌活、柴胡、升麻、葛根、甘草则愈。

如鼻流清涕恶风，或项、背、脊膂强痛，羌活、防风、甘草等分，黄芪加倍，临卧服之。

如有大热，脉洪大，加苦寒剂而热不退者，加石膏。如脾胃中热，加炒黄连、甘草。

凡治此病脉数者，当用黄柏，或少加黄连。以柴胡、苍术、黄芪、甘草，更加升麻，得汗出则脉必下，乃火郁则发之也。

如证退而脉数不退，不洪大而疾有力者，多减苦药，加石膏。如大便软或泄者，加桔梗，食后服之。此药若误用，则其害非细，用者当斟酌，旋旋加之。如食少者，不可用石膏。石膏善能去脉数疾，病退脉数不退者，不可治也。如不大渴，亦不可用。如脉弦而数者，此阴气也，风药升阳以发火郁，则脉数峻退矣。已上五法，加减未尽，特以明大概耳。

分经随病制方

《脉经》云：风寒汗出，肩背痛，中风，小便数而欠者，风热乘其肺，使肺气郁甚也，当泻风热，以通气防风汤主之。

通气防风汤

柴胡　升麻　黄芪已上各一钱　羌活　防风　橘皮　人参　甘草已上各五分　藁本三分　青皮　白豆蔻仁　黄柏已上各二分

上㕮咀，都作一服，水二大盏，煎至一盏，去柤，温服，食后。气盛者宜服，面白脱色，气短者勿服。

如小便遗失者，肺气虚也，宜安卧养气，禁劳役，以黄芪、人参之类补之。不愈，当责有热，加黄柏、生地黄。

如肩背痛，不可回顾，此手太阳气郁而不行，以风药散之。

如脊痛项强，腰似折，项似拔，上冲头痛者，乃足太阳经之不行也，以羌活胜湿汤主之。

羌活胜湿汤

羌活　独活已上各一钱　甘草炙　藁本　防风已上各五分　蔓荆子三分　川芎二分

上件㕮咀，都作一服，水二盏，煎至一盏，去柤，温服，食后。

如身重，腰沉沉然，乃经中有湿热也，更加黄柏一钱，附子半钱，苍术二钱。

如腿脚沉重无力者，加酒洗汉防己半钱，轻则附子，重则川乌头少许，以为引用而行经也。

如卧而多惊，小便淋溲者，邪在少阳、厥阴，亦用太阳经药，更加柴胡半钱。如淋，加泽泻半钱。此下焦风寒二经合病也。经云，肾肝之病同一治，为俱在下焦，非风药行经不可也。

如大便后有白脓，或只便白脓者，因劳役气虚，伤大肠也。以黄芪人参汤补之；如里急频见者，血虚也，更加当归。

如肺胀，膨膨而喘咳，胸高气满，壅盛而上奔者，多加五味子，人参次之，麦门冬又次之，黄连少许。

如甚则交两手而瞀者，真气大虚也。若气短，加黄芪、五味子、人参。气盛，加五味子、人参、黄芩、荆芥穗；冬月，去荆芥穗，加草豆蔻仁。

如嗌痛颔肿，脉洪大，面赤者，加黄芩、桔梗、甘草各五分。

如耳鸣目黄，颊颔肿，颈、肩、臑、肘、臂外后廉痛，面赤，脉洪大者，以羌活、防风、甘草、藁本，通其经血；加黄芩、黄连消其肿；以人参、黄芪益其元气，而泻其火邪。如脉紧者，寒也；或面白善嚏，或面色恶，皆寒也，亦加羌活等四味。当泻足太阳，不用连、芩，少加附子以通其脉；面色恶，多悲。恐者，更加桂、附。

如便白脓，少有滑，频见污衣者，气脱，加附子皮，甚则加米壳。

如气涩者，只以甘药补气，当安卧不语，以养其气。

用药宜禁论

凡治病服药，必知时禁、经禁、病禁、药禁。夫时禁者，必本四时升降之理，汗、下、吐、利之宜。大法春宜吐，象万物之发生，耕耨科斫，使阳气之郁者易达也。夏宜汗，象万物之浮而有余也。秋宜下，象万物之收成，推陈致新，而使阳气易收也。冬周密，象万物之闭藏，使阳气不动也。经云：夫四时阴阳者，与万物浮沉于生长之门，逆其根，伐其本，坏其真矣。又云：用温远温，用热远热，用凉远凉，用寒远寒，无翼其胜也。故冬不用白虎，夏不用青龙，春夏不服桂枝，秋冬不服麻黄，不失气宜。如春夏而下，秋冬而汗，是失天信，伐天和也；有病则从权，过则更之。

经禁者，足太阳膀胱经为诸阳之首，行于背，表之表，风寒所伤则宜汗，传入本则宜利小便；若下之太早，必变证百出，此一禁也。足阳明胃经，行身之前，主腹满胀，大便难，宜下之，盖阳明化燥火，津液不能停，禁发汗、利小便，为重损津液，此二禁也。足少阳胆经，行身之侧，在太阳、阳明之间，病则往来寒热，口苦胸胁痛，只宜和解；且胆者、无出无入，又主发生之气，下则犯太阳，汗则犯阳明，利小便则使生发之气反陷入阴中，此三禁也。三阴非胃实不当下，为三阴无传本，须胃实得下也。分经用药，有所据焉。

病禁者，如阳气不足，阴气有余之病，则凡饮食及药，忌助阴泻阳。诸淡食及淡味之药，泻升发以助收敛也，诸苦药皆沉，泻阳气之散浮；诸姜、附、官桂辛热之药，及湿面、酒、大料物之类，助火而泻元气；生、冷、硬物损阳气，皆所当禁也。如阴火欲衰而退，以三焦元气未盛，必口淡淡，如碱物亦所当禁。

药禁者，如胃气不行，内亡津液而干涸，求汤饮以自救，非渴也，乃口干也，非温胜也，乃血病也。当以辛酸益之，而淡渗五苓之类，则所当禁也。汗多禁利小便，小便多禁发汗。咽痛禁发汗利小便。若大便快利，不得更利。大便秘涩，以当归、桃仁、麻子仁、郁李仁、皂角仁，和血润肠，如燥药则所当禁者。吐多不得复吐；如吐而大便虚软者，此上气壅滞，以姜、橘之属宣之；吐而大便不通，则利大便，上药则所当禁也。诸病恶疮，及小儿癍后，大便实者，亦当下之，而姜、橘之类，则所当禁也。又如脉弦而服平胃散，脉缓而服黄芪建中汤，乃实实虚虚，皆所当禁也。人禀天之湿化而生胃也，胃之与湿，其名虽二，其实一也。湿能滋养于胃，胃湿有余，亦当泻湿之太过也；胃之不足，惟湿物能滋养。仲景云：胃胜思汤饼，而胃虚食汤饼者，往往增剧，湿能助火，火旺郁而不通主大热。初病火旺不可食，以助火也。察其时，辨其经，审其病，而后用药，四者不失其宜，则善矣。

《内经》仲景所说脾胃

著论处方已详矣，然恐或者不知其源，而无所考据，复以《黄帝内经》、仲景所说脾胃者列于左。

太阴阳明论云：太阴阳明为表里，脾胃脉也，生病而异者何也？ 岐伯曰：阴阳异位，更虚更实，更逆更从，或从内，或从外，所从不同，故病异名也。帝曰：愿闻其异状也？ 岐伯曰：阳者，天气也，主外；阴者，地气也，主内。故阳道实，阴道虚。故犯贼风虚邪者，阳受之，食饮不节，起居不时者，阴受之。阳受之则入六腑，阴受之则入五脏。入六腑，则身热不得卧，上为喘呼，入五脏，则䐜满闭塞；下为飧泄，久为肠澼。故喉主天气，咽主地气。故阳受风气，阴受湿气。阴气从足上行至头，而下行循臂至指端；阳气从手上行至头，而下行至足。故曰：阳病者，上行极而下，阴病者，下行极而上。故伤于风者，上先受之，伤于湿者，下先受之。

帝曰：脾病而四肢不用何也？ 岐伯曰：四肢皆禀气于胃，而不得至经，必因于脾，乃得禀也。今脾病不能为胃行其津液，四肢不得禀水谷气，气日以衰，脉道不利，筋骨肌肉，皆无气以生，故不用焉。

帝曰：脾不主时何也？ 岐伯曰：脾者，土也，治中央，常以四时长四脏各十八日寄治，不得独主于时也。脾脏者，常著胃上之精也，土者，生万物而法天地，故上下至头足，不得主时也。

阴阳应象大论曰：人有五脏，化五气，以生喜怒悲忧恐。故喜怒伤气，寒暑伤形；暴怒伤阴，暴喜伤阳。厥气上行，满脉去形。喜怒不节，寒暑过度，生乃不固。玉机真脏论曰：脾大过，则令人四肢不举，其不及，则令人九窍不通，名曰重强。又通评虚实论曰：头痛耳鸣，九窍不利，肠胃之所生也。调经论曰：形有余，则腹胀，泾溲不利，不足，则四肢不用。

又气交变大论曰：岁土太过，雨湿流行，肾水受邪，民病腹痛，清厥意不乐，体重烦冤；甚则肌肉萎，足萎不收，行善瘈，脚下痛，饮发，中满食减，四肢不举。又云：岁土不及，风乃大行。霍乱，体重腹痛，筋骨繇复，肌肉瞤酸，善怒。又云：咸病寒中，复则收政严峻，胸胁暴痛，下引少腹，善太息，虫食甘黄，气客于脾，民食少失味。又云：土不及，四维有埃云，润泽之化不行，则春有鸣条鼓拆之政；四维发振拉飘腾之变，则秋有肃杀霖淫之复。其眚四维，其脏脾，其病内舍心腹，外在肌肉四肢。

五常政大论：土平曰备化，不及曰卑监。又云：其动疡涌分溃痈肿，其发濡滞，其病留满否塞，从木化也。其病飧泄。又云：土太遇曰敦阜，其味甘咸酸，其象长夏，其经足太阴阳明。又曰：其病腹满，四肢不举，邪伤脾也。

经脉别论云：太阴藏搏者，用心省真，五脉气少，胃气不平，三阴也，宜治其下俞，补阳泻阴。脏气法时论云：脾主长夏，足太阴阳明主治，其日戊己。脾苦湿，急食苦以燥之。又云：病在脾，愈在秋，秋不愈，甚于春，春不死，持于夏，起于长夏。禁温食饱食，湿地濡衣。脾病者，愈在庚辛，庚辛不愈，加于甲乙，甲乙不死，持于丙丁，起于戊己。脾病者，日昳慧，日出甚，下晡静。脾欲缓，急食甘以缓之，用苦泻之，甘补之。又云：脾病者，身重，善饥，肉痿，足不收，行善瘈，脚下痛。虚则腹满肠鸣，飧泄食不化，取其经太阴、阳明、少阴血者。

经脉别论：食气入胃，散精于肝，淫气于筋。食气入胃，浊气归心，淫精于脉；脉气流经，经气归于肺；肺朝百脉，输精于皮毛；毛脉合精，行气于腑；腑精神明，留于四脏；气归于权衡，权衡以平，气口成寸，以决死生。饮入于胃，游溢精气，上输于脾；脾气散精，上归于肺：通调水道，下输膀胱；水精四布，五经并行，合于四时五脏阴阳，揆度以为常也。

六节脏象论[1]：有太过不及，太过者，薄所不胜，乘所胜也。不及者，至而不至，是为不及，所胜妄行，所生受病，所不胜者乘之也。

仲景云：人受气于水谷以养神，水谷尽而神去，故云安谷则昌，绝谷则亡。水去则荣散，谷消则卫亡，荣散卫亡，神无所依。又云：水入于经，其血乃成，谷入于胃，脉道乃行。故血不可不养，卫不可不温，血温卫和，荣卫乃行，得尽天年。

〔1〕六节脏象论　原作“五常政大论”，据所引原文出处改。

脾胃论

卷中

东垣老人李杲　撰

气运衰旺图说

天地互为体用四说　察病神机

湿、胃、化　热、小肠、长　风、胆、生　皆陷下不足，先补，则：黄芪、人参、甘草、当归身、柴胡、升麻，乃辛甘发散，以助春夏生长之用也。

土、脾、形　火、心、神　木、肝、血　皆大盛，上乘生长之气，后泻，则：甘草梢子之甘寒，泻火形于肺，逆于胸中，伤气者也。黄芩之苦寒，以泄胸中之热，喘气上奔者也。红花以破恶血，已用黄芩大补肾水，益肺之气，泻血中火燥者也。

寒，膀胱，藏气　燥，大肠，收气　皆大旺，后泻，则：黄芪之甘温，止自汗，实表虚，使不受寒邪。当归之辛温，能润燥，更加桃仁以通幽门闭塞，利其阴路，除大便之难燥者也。

水、肾、精　金、肺、气　皆虚衰不足，先补，则：黄柏之苦寒，除湿热为痿，乘于肾，救足膝无力，亦除阴汗、阴痿、而益精。甘草梢子、黄芩补肺气，泄阴火之下行，肺苦气上逆，急食苦以泄之也。

此初受热中常治之法也，非权也。权

者，临病制宜之谓也。常道，病则反常矣。春夏，乃天之用也，是地之体也。秋冬，乃天之体也，是地之用也。此天地之常道，既病反常也。

春夏天之用，人亦应之。食罢，四肢跻健，精、气、神皆出，九窍通利是也，口鼻气息，自不闻其音，语声清响如钟。

春夏地之体，人亦应之。食罢，皮肉筋骨血脉皆滑利，屈伸柔和，而骨刚力盛，用力不乏。

饮食劳倦所伤始为热中论

古之至人，穷于阴阳之化，究乎生死之际，所著《内外经》，悉言人以胃气为本。盖人受水谷之气以生，所谓清气、荣气、运气、卫气，春升之气，皆胃气之别称也。夫胃为水谷之海，饮食入胃，游溢精气，上输于脾；脾气散精，上归于肺；通调水道，下输膀胱；水精四布，五经并行，合于四时五脏阴阳，揆度以为常也。

若饮食失节，寒温不适，则脾胃乃伤。喜、怒、忧、恐，损耗元气。既脾胃气衰，元气不足，而心火独盛。心火者，阴火也。起于下焦，其系系于心，心不主令，相火代之；相火、下焦胞络之火，元气之贼也。火与元气不两立，一胜则一负。脾胃气虚，则下流于肾，阴火得以乘其土位，故脾证始得，则气高而喘，身热而烦，其脉洪大而头痛，或渴不止，其皮肤不任风寒，而生寒热。盖阴火上冲，则气高喘而烦热，为头痛，为渴，而脉洪；脾胃之气下流，使谷气不得升浮，是春生之令不行，则无阳以护其荣卫，则不任风寒，乃生寒热，此皆脾胃之气不足所致也。

然而与外感风寒所得之证，颇同而实异，内伤脾胃，乃伤其气，外感风寒，乃伤其形，伤其外为有余，有余者泻之，伤其内为不足，不足者补之。内伤不足之病，苟误认作外感有余之病，而反泻之，则虚其虚也。实实虚虚，如此死者，医杀之耳！ 然则奈何？ 惟当以辛甘温之剂，补其中而升其阳，甘寒以泻其火则愈矣。经曰：劳者温之，损者温之。盖温能除大热，大忌苦寒之药，损其脾胃。脾胃之证，始得则热中，今立治始得之证。

补中益气汤

黄芪病甚，劳役热者一钱　甘草已上各五分，炙　人参去芦，三分，有嗽去之

已上三味，除湿热烦热之圣药也。

当归身二分，酒焙干，或日干，以和血脉　橘皮不去白，二分或三分，以导滞气，又能益元气，得诸甘药乃可，若独用泻脾胃　升麻二分或三分，引胃气上腾而复其本位，便是行春升之令　柴胡二分或三分，引清气，行少阳之气上升　白术三分，除胃中热，利腰脐间血

上件药㕮咀，都作一服，水二盏，煎至一盏，量气弱气盛，临病斟酌水盏大小，去柤，食远，稍热服。如伤之重者，不过二服而愈，若病日久者，以权立加减法治之。

如腹中痛者，加白芍药五分，炙甘草三分。

如恶寒冷痛者，加去皮中桂一分或三分。桂心是也。

如恶热喜寒而腹痛者，于已加白芍药二味中更加生黄芩三分或二分。

如夏月腹痛，而不恶热者亦然，治时热也。

如天凉时恶热而痛，于已加白芍药、甘草、黄芩中，更少加桂。

如天寒时腹痛，去芍药，味酸而寒故也。加益智三分或二分，或加半夏五分、生姜三片

如头痛，加蔓荆子二分或三分。

如痛甚者，加川芎二分。

如顶痛脑痛，加藁本三分或五分。

如苦痛者，加细辛二分，华阴者。

诸头痛者，并用此四味足矣。

如头上有热，则此不能治，别以清空膏主之。

如脐下痛者，加真熟地黄五分，其痛立止；如不已者，乃大寒也，更加肉桂，去皮，二分或三分。《内经》所说少腹痛，皆寒证，从复法相报中来也。经云：大胜必大复，从热病中变而作也，非伤寒厥阴之证也。仲景以抵当汤并丸主之，乃血结下焦膀胱也。

如胸中气壅滞，加青皮二分；如气促、少气者，去之。

如身有疼痛者，湿；若身重者，亦湿。加去桂五苓散一钱。

如风湿相搏，一身尽痛，加羌活、防风、藁本根，已上各五分，升麻、苍术，已上各一钱。勿用五苓。所以然者，为风药已能胜湿，故别作一服与之。如病去，勿再服，以诸风之药，损人元气，而益其病故也。

如大便秘涩，加当归梢一钱。闭涩不行者，煎成正药，先用一口，调玄明粉五分或一钱，得行则止。此病不宜下，下之恐变凶证也。

如久病痰嗽者，去人参；初病者，勿去

之。冬月或春寒，或秋凉时，各宜加去根节麻黄五分。

如春令大温，只加佛耳草三分，款冬花一分。

如夏月病嗽，加五味子三十二枚，麦门冬去心，二分或三分。

如舌上白滑苔者，是胸中有寒，勿用之。

如夏月不嗽，亦加人参三分或二分，并五味子、麦门冬各等分，救肺受火邪也。

如病人能食而心下痞，加黄连一分或三分。

如不能食，心下痞，勿加黄连。

如胁下痛，或胁下急缩，俱加柴胡三分，甚则五分。

上一方加减，是饮食劳倦，喜怒不节，始病热中，则可用之；若未传为寒中，则不可用也，盖甘酸适足益其病尔，如黄芪、人参、甘草、芍药、五味子之类也。

今详《内经》《针经》热中寒中之证列于左。

调经论云：血并于阳，气并于阴，乃为炅中。血并于上，气并于下，心烦惋善怒。又云：其生于阴者，得之饮食居处，阴阳喜怒。又云：有所劳倦，形气衰少，谷气不盛，上焦不行，下脘不通，胃气热，热气熏胸中，故曰内热。阴盛生内寒，厥气上逆，寒气积于胸中而不泻；不泻则温气去，寒独留；寒独留则血凝泣；血凝泣则脉不通，其脉盛大以涩，故曰寒中。

先病热中证者，冲脉之火附二阴之里，传之督脉；督脉者，第二十一椎下长强穴是也。与足太阳膀胱寒气为附经。督脉，其盛也，如巨川之水，疾如奔马，其势不可遏。太阳寒气，细细如线，逆太阳寒气上行，冲顶入额，下鼻尖，入手太阳于胸中。手太阳者，丙，热气也；足膀胱者，壬，寒气也。壬能克丙，寒热逆于胸中，故脉盛大。其手太阳小肠热气不能交入膀胱经者，故十一经之盛气积于胸中，故其脉盛大。其膀胱逆行，盛之极，子能令母实，手阳明大肠经金，即其母也，故燥旺，其燥气挟子之势，故脉涩而大便不通。以此言脉盛大以涩者，手阳明大肠脉也。

《黄帝针经》：胃病者，腹胀，胃脘当心而痛，上支两胁，膈咽不通，饮食不下，取三里以补之。

若见此病中一证，皆大寒，禁用诸甘酸药，上已明之矣。

脾胃虚弱随时为病随病制方

夫脾胃虚弱，必上焦之气不足，遇夏天气热盛，损伤元气，怠惰嗜卧，四肢不收，精神不足，两脚痿软，遇早晚寒厥，日高之后，阳气将旺，复热如火，乃阴阳气血俱不足，故或热厥而阴虚，或寒厥而气虚。口不知味，目中溜火，而视物𥆧𥆧无所见。小便频数，大便难而结秘。胃脘当心而痛，两胁痛或急缩。脐下周围，如绳束之急，甚则如刀刺，腹难舒伸。胸中闭塞，时显呕哕，或有痰嗽，口沃白沫，舌强。腰、背、胛眼皆痛，头痛时作。食不下，或食入即饱，全不思食。自汗尤甚，若阴气覆在皮毛之上。皆天气之热助本病也，乃庚大肠，辛肺金为热所乘而作。当先助元气，理治庚辛之不足，黄芪人参汤主之。

黄芪人参汤

黄芪一钱，如自汗过多，更加一钱　升麻六分　人参去芦　橘皮不去白　麦门冬去心　苍术无汗更加五分　白术已上各五分　黄柏酒洗，以救水之源　炒曲已上各三分　当归身酒洗　炙甘草已上各二分　五味子九个

上件同㕮咀，都作一服，水二盏，煎至

一盏，去柤，稍热服，食远或空心服之。忌酒、湿面、大料物之类，及过食冷物。

如心下痞闷，加黄连二分或三分。

如胃脘当心痛，减大寒药，加草豆蔻仁五分。

如胁下痛或缩急，加柴胡二分或三分。

如头痛，目中溜火，加黄连二分或三分、川芎三分。

如头痛，目不清利，上壅上热，加蔓荆子、川芎，已上各三分，藁本、生地黄，已上各二分，细辛一分。

如气短，精神如梦寐之间，困乏无力，加五味子九个。

如大便涩滞，隔一二日不见者，致食少，食不下，血少，血中伏火而不得润也。加当归身、生地黄、麻子仁泥，已上各五分，桃仁三枚，汤泡去皮尖，另研。如大便通行，所加之药勿再服。

如大便又不快利，勿用别药，少加大黄，煨，五分。

如不利者，非血结血秘而不通也，是热则生风，其病人必显风证，单血药不可复加之，止常服黄芪人参汤药，只用羌活、防风，已上各五钱，二味，㕮咀，以水四盏，煎至一盏，去柤，空心服之，其大便必大走也，一服便止。

如胸中气滞，加青皮，皮薄清香可爱者，一分或二分，并去白橘皮倍之，去其邪气。此病本元气不足，惟当补元气，不当泻之。

如气滞大甚，或补药大过，或病人心下有忧滞郁结之事，更加木香、缩砂仁，已上各二分或三分，白豆蔻仁二分，与正药同煎。如腹痛不恶寒者，加白芍药五分、黄芩二分，却减五味子。

夫脾胃虚弱，遇六七月间，河涨霖雨，诸物皆润，人汗沾衣，身重短气，甚则四肢痿软，行步不正，脚欹，眼黑欲倒，此肾水与膀胱俱竭之状也，当急救之。滋肺气以补水之上源，又使庚大肠不受邪热，不令汗大泄也。汗泄甚则亡津液，亡津液则七神无所依。经云：津液相成，神乃自生。津者，庚大肠所主，三伏之义，为庚金受囚也。

若亡津液，汗大泄，湿令亢甚，则清肃之气亡，燥金受囚，风木无可以制，故风湿相搏，骨节烦疼，一身尽痛，亢则害，承乃制是也。孙思邈云：五月常服五味子，是泻丙火，补庚大肠，益五脏之元气。

壬膀胱之寒已绝于巳，癸肾水已绝于午，今更逢湿旺，助热为邪，西方北方之寒清绝矣。圣人立法，夏月宜补者，补天元之真气，非补热火也，令人夏食寒是也。为热伤元气，以人参、麦门冬、五味子生脉，脉者，元气也。人参之甘，补元气，泻热火也；麦门冬之苦寒，补水之源，而清肃燥金也；五味子之酸以泻火，补庚大肠与肺金也。

当此之时，无病之人，亦或有二证，或避暑热，纳凉于深堂大厦得之者，名曰中暑。其病必头痛恶寒，身形拘急，肢节疼痛而烦心，肌肤大热无汗，为房屋之阴寒所遏，使周身阳气不得伸越，世多以大顺散主之是也。若行人或农夫，于日中劳役得之者，名曰中热，其病必苦头痛，发躁热，恶热，扪之肌肤大热，必大渴引饮，汗大泄，无气以动，乃为天热外伤肺气，苍术白虎汤主之。洁古云：动而得之为中热，静而得之为中暑。中暑者，阴证，当发散也；中热者，阳证，为热伤元气，非形体受病也。

若虚损脾胃，有宿疾之人，遇此天暑，将理失所，逢时伐化，必困乏无力，懒语气短，气弱气促，似喘非喘，骨乏无力，其形如梦寐，朦朦如烟雾中，不知身所有也，必大汗泄。

若风犯汗眼，皮肤必搔，项筋皮枯毛焦，身体皆重，肢节时有烦疼，或一身尽痛，或渴或不渴，或小便黄涩，此风湿相搏也。

头痛或头重，上热壅盛，口鼻气短气促，身心烦乱，有不乐生之意，情思惨凄，此阴胜阳之极也。病甚，则传肾肝为痿厥。厥者，四肢如在火中，为热厥；四肢寒冷者，为寒厥。寒厥则腹中有寒，热厥则腹中有热，为脾主四肢故也。若肌肉濡渍，痹而不仁，传为肉痿证。证中皆有肺疾，用药之人，当以此调之。气上冲胸，皆厥证也。痿者，四肢痿软而无力也，其心烦冤不止。厥者，气逆也，甚则大逆，故曰厥逆。其厥痿多相须也，于前已立黄芪人参五味子麦门冬汤中，每服加白茯苓二分、泽泻四分，猪苓、白术，已上各一分。如小便快利，不黄涩者，只加泽泻二分，与二术上下分消其湿。

如行步不正，脚膝痿弱，两足欹侧者，已中痿邪，加酒洗黄柏、知母三分或五分，令二足涌出气力矣。

如汗大泄者，津脱也，急止之，加五味子六枚，炒黄柏五分，炒知母三分。不令妨其食，当以意斟酌；若妨食则止，候食进，则再服。三里、气街，以三棱针出血；若汗不减不止者，于三里穴下三寸上廉穴出血。禁酒、湿面。

夫痿者，湿热乘肾肝也，当急去之，不然，则下焦元气竭尽而成软瘫，必腰下不能动，心烦冤而不止也。若身重减，气不短，小便如常，及湿热之令退时，或所增之病气退者，不用五味子、泽泻、茯苓、猪苓、黄柏、知母、苍术、白术之药，只依本病中证候加减。常服药亦须用酒黄柏二分或三分。如更时令，清燥之气大行，却加辛温泻之。若湿气胜，风证不退，眩运麻木不已，除风湿羌活汤主之。

除风湿羌活汤

羌活一两　防风去芦　苍术酒浸去皮　黄芪已上各一钱　升麻七分　炙甘草　独活　柴胡已上各五分　川芎去头痛　黄柏　橘皮　藁本已上各三分　泽泻去须一分　猪苓去黑皮　茯苓已上各二分　黄连去须，一分

上㕮咀，每服秤三钱或五钱，水二盏，煎至一盏，去柤，稍热服，量虚实施用。如有不尽证候，依加减法用之。

夫脉弦洪缓，而沉按之中之下得时一涩。其证：四肢满闷，肢节烦疼，难以屈伸，身体沉重，烦心不安，忽肥忽瘦，四肢懒倦，口失滋味，腹难舒伸，大小便清利而数，或上饮下便，或大便涩滞不行，一二日一见，夏月飧泄，米谷不化，或便后见血，见白脓，胸满短气，膈咽不通，或痰嗽稠黏，口中沃沫，食入反出，耳鸣耳聋，目中流火，视物

昏花，努肉红丝，热壅头目，不得安卧，嗜卧无力，不思饮食，调中益气汤主之。

调中益气汤

黄芪一钱　人参去芦头，有嗽者去之　甘草　苍术已上各五分　柴胡一味为上气不足，胃气与脾气下溜，乃补上气，从阴引阳也　橘皮如腹中气不得运转，更加一分　升麻已上各二分　木香一分或二分

上件剉麻豆大，都作一服，水二大盏，煎至一盏，去柤，带热，宿食消尽服之。宁心绝思，药必神效，盖病在四肢血脉，空腹在旦是也。

如时显热躁，是下元阴火蒸蒸发也，加真生地黄二分、黄柏三分，无此证则去之。

如大便虚坐不得，或大便了而不了，腹中常逼迫，血虚血涩也，加当归身三分。

如身体沉重，虽小便数多，亦加茯苓二分，苍术一钱，泽泻五分，黄柏三分，时暂从权而祛湿也，不可常用。兼足太阴已病，其脉亦络于心中，故显湿热相合而烦乱。

如胃气不和，加汤洗半夏五分，生姜三片；有嗽加生姜、生地黄二分，以制半夏之毒。

如痰厥头痛，非半夏不能除，此足太阴脾邪所作也。

如兼躁热，加黄柏、生地黄，已上各二分。

如无已上证，只服前药。

如夏月，须加白芍药三分。

如春月腹中痛，尤宜加。

如恶热而渴，或腹痛者，更加芍药五分、生黄芩二分。

如恶寒腹中痛，加中桂三分，去黄芩，谓之桂枝芍药汤，亦于前药中加之同煎。

如冬月腹痛，不可用芍药，盖大寒之药也。只加干姜二分，或加半夏五七分，以生姜少许制之。

如秋冬之月，胃脉四道为冲脉所逆，并胁下少阳脉二道而反上行，病名曰厥逆。《内经》曰：逆气上行，满脉去形，明七神昏绝，离去其形而死矣。其证：气上冲咽不得息，而喘急有音，不得卧，加吴茱萸五分或一钱五分，汤洗去苦，观厥气多少而用之。

如夏月有此证，为大热也，盖此病随四时为寒热温凉也。宜以酒黄连、酒黄柏、酒知母各等分，为细末，热汤为丸，梧桐子大，每服二百丸，白汤送下，空心服。仍多饮热汤，服毕少时，便以美饮食压之，使不令胃中留停，直至下元，以泻冲脉之邪也。大抵治饮食劳倦所得之病，乃虚劳七损证也，当用温平，甘多辛少之药治之，是其本法也。

如时上见寒热，病四时也。又或将理不如法，或酒食过多，或辛热之食作病，或寒冷之食作病，或居大热大寒之处益其病，当临时制宜，暂用大寒大热治法而取效，此从权也，不可以得效之故而久用之，必致难治矣。

《黄帝针经》云：从下上者，引而去之。上气不足，推而扬之。盖上气者，心肺上焦之气，阳病在阴，促阴引阳，宜以入肾肝下焦之药，引甘多辛少之药，使升发脾胃之气，又从而去其邪气于腠理皮毛也。又云：视前痛者，常先取之，是先以缪刺泻其经络之壅者，为血凝而不流，故先去之，而后治他病。

长夏湿热胃困尤甚用清暑益气汤论

刺志论云：气虚身热，得之伤暑，热伤气故也。痿论云：有所远行劳倦，逢大热而渴，渴则阳气内伐，内伐则热舍于肾，肾者，水脏也。今水不能胜火，则骨枯而髓虚，足不任身，发为骨痿。故《下经》曰：骨痿者，生于大热也。此湿热成痿，令人骨乏无力，故治痿独取于阳明。

时当长夏，湿热大胜，蒸蒸而炽，人感之多四肢困倦，精神短少，懒于动作，胸满气促，肢节沉疼，或气高而喘，身热而烦，心下膨痞，小便黄而数，大便溏而频，或痢出黄如糜，或如泔色，或渴或不渴，不思饮食，自汗体重，或汗少者，血先病而气不病也。其脉中得洪缓，若湿气相搏，必加之以迟，迟、病虽互换少差，其天暑湿令则一也。宜以清燥之剂治之。

《内经》曰：阳气者，卫外而为固也，炅则气泄。今暑邪干卫，故身热自汗，以黄芪甘温补之为君；人参、橘皮、当归、甘草，甘微温，补中益气为臣。苍术、白术、泽泻，渗利而除湿；升麻、葛根，甘苦平，善解肌热，又以风胜湿也。湿胜则食不消而作痞满，故炒曲甘辛，青皮辛温，消食快气，肾恶燥，急食辛以润之，故以黄柏苦辛寒，借甘味泻热补水虚者滋其化源；以人参、五味子、麦门冬，酸甘微寒，救天暑之伤于庚金为佐。名曰清暑益气汤。

清暑益气汤

黄芪汗少减五分　苍术泔浸去皮　升麻已上各一钱　人参去芦　泽泻　神曲炒黄　橘皮　白术已上各五分　麦门冬去心　当归身　炙甘草已上各三分　青皮去白，二分半　黄柏酒洗去，

二分或三分　葛根二分　五味子九枚

上件同㕮咀，都作一服，水二大盏，煎至一盏，去柤，大温服，食远。剂之多少，临病斟酌。

此病皆由饮食劳倦，损其脾胃，乘天暑而病作也，但药中犯泽泻、猪苓、茯苓、灯心、通草、木通，淡渗利小便之类，皆从时令之旺气，以泻脾胃之客邪，而补金水之不及也。此正方已是从权而立之，若于无时病湿热脾旺之证，或小便已数，肾肝不受邪者误用之，必大泻真阴，竭绝肾水，先损其两目也，复立变证加减法于后。

心火乘脾，乃血受火邪，而不能升发，阳气伏于地中，地者，人之脾也。必用当归和血，少用黄柏以益真阴。

脾胃不足之证，须少用升麻，乃足阳明、太阴引经之药也。使行阳道，自脾胃中右迁，少阳行春令，生万之根蒂也。更少加柴胡，使诸经右迁，生发阴阳之气，以滋春之和气也。

脾虚，缘心火亢甚而乘其土也，其次肺气受邪，为热所伤，必须用黄芪最多，甘草次之，人参又次之，三者皆甘温之阳药也。脾始虚，肺气先绝，故用黄芪之甘温，以益皮毛之气，而闭腠理，不令自汗而损其元气也。上喘气短懒语，须用人参以补之。心火乘脾，须用炙甘草以泻火热，而补脾胃中元气，甘草最少，恐资满也。若脾胃之急痛，并脾胃大虚，腹中急缩，腹皮急缩者，却宜多用之。经云：急者缓之。若从权，必加升麻以引之，恐左迁之邪坚盛，卒不肯退，反致项上及臀尻肉消而反行阴道，故使引之以行阳道，使清气之出地，右迁而上行，以和阴阳之气也。若中满者，去甘草，咳甚者，去人参。如口干嗌干者，加干葛。

脾胃既虚，不能升浮，为阴火伤其生发之气，荣血大亏，荣气伏于地中，阴火炽盛，日渐煎熬，血气亏少；且心包与心主血，血减则心无所养，致使心乱而烦，病名曰悗。悗者，心惑而烦闷不安也。是清气不升，浊气不降，清浊相干，乱于胸中，使周身气血逆行而乱。《内经》云：从下上者，引而去之。故当加辛甘微温之剂生阳，阳生则阴长。已有甘温三味之论。或曰：甘温何能生血，又非血药也？ 曰仲景之法，血虚以人参补之，阳旺则能生阴血也。更加当归和血。又宜少加黄柏，以救肾水。盖甘寒泻热火，火减则心气得平而安也。如烦乱犹不能止，少加黄连以去之，盖将补肾水，使肾水旺而心火自降，扶持地中阳气矣。

如气浮心乱，则以朱砂安神丸镇固之。得烦减，勿再服，以防泻阳气之反陷也。如心下痞，亦少加黄连。气乱于胸，为清浊相干，故以橘皮理之，又能助阳气之升而散滞气，又助诸甘辛为用也。

长夏湿土客邪大旺，可从权加苍术、白术、泽泻，上下分消其湿热之气也。湿气大胜，主食不消化，故食减，不知谷味，加炒曲以消之。复加五味子、麦门冬、人参，泻火益肺气，助秋损也，此三伏中长夏正旺之时药也。

随时加减用药法

浊气在阳，乱于胸中，则䐜满闭塞，大便不通。夏月宜少加酒洗黄柏大苦寒之味，冬月宜加吴茱萸大辛苦热之药以从权，乃随时用气，以泄浊气之不降也。借用大寒之气于甘味中，故曰甘寒泻热火也；亦须用发散寒气，辛温之剂多，黄柏少也。

清气在阴者，乃人之脾胃气衰，不能升发阳气，故用升麻、柴胡助辛甘之味，以引元气之升，不令飧泄也。

堵塞咽喉，阳气不得出者曰塞；阴气不得下降者曰噎。夫噎塞、迎逆于咽喉胸膈之间，令诸经不行，则口升、目瞪、气欲绝。当先用辛甘气味俱阳之药，引胃气以治其本，加堵塞之药以泻其标也。寒月阴气大助阴邪于外，于正药内加吴茱萸，大热大辛苦之味，以泻阴寒之气。暑月阳盛，则于正药中加青皮、陈皮、益智、黄柏，散寒气，泻阴火之上逆；或以消痞丸合滋肾丸。滋肾丸者，黄柏、知母，微加肉桂，三味是也。或更以黄连别作丸，二药各七八十丸，空心约宿食消尽服之，待少时，以美食压之，不令胃中停留也。

如食少不饥，加炒曲。

如食已心下痞，别服橘皮枳术丸。

如脉弦，四肢满闭，便难而心下痞，加甘草、黄连、柴胡。

如腹中气上逆者，是冲脉逆也，加黄柏三分，黄连一分半以泄之。

如大便秘燥，心下痞，加黄连、桃仁，少加大黄、当归身。

如心下痞，夯闷者，加白芍药、黄连。

如心下痞，腹胀，加五味子、白芍药、缩砂仁。

如天寒，少加干姜或中桂。

如心下痞，中寒者，加附子、黄连。

如心下痞，呕逆者，加黄连、生姜、

橘皮。

如冬月，不加黄连，少入丁香、藿香叶。

如口干嗌干，加五味子，葛根。

如胁下急或痛甚，俱加柴胡、甘草。

如胸中满闷郁郁然，加橘红、青皮，木香少许。

如头痛有痰，沉重懒倦者，乃太阴痰厥头痛，加半夏五分，生姜二分或三分。

如腹中或周身间有刺痛，皆血涩不足，加当归身。

如哕，加五味子多，益智少。

如食不下，乃胸中胃上有寒；或气涩滞，加青皮、陈皮、木香，此三味为定法。

如冬天，加益智仁、草豆蔻仁。

如夏月，少用，更加黄连。

如秋月，气涩滞，食不下，更加槟榔、草豆蔻仁、缩砂仁，或少加白豆蔻仁。

如三春之月，食不下，亦用青皮少，陈皮多，更加风药，以退其寒覆其上。

如初春犹寒，更少加辛热，以补春气之不足，以为风药之佐，益智、草豆蔻皆可也。

如脉弦者，见风动之证，以风药通之。

如脉涩，觉气涩滞者，加当归身、天门冬、木香、青皮、陈皮。有寒者，加桂枝、黄芪。

如胸中致塞，或气闭闷乱者，肺气涩滞而不行，宜破滞气，青皮、陈皮，少加木香、槟榔。

如冬月，加吴茱萸、人参。或胸中致塞，闭闷不通者，为外寒所遏，使呼出之气不得伸故也。必寸口脉弦，或微紧，乃胸中大寒也；若加之以舌上有白苔滑者，乃丹田有热，胸中有寒明矣。丹田有热者，必尻臀冷，前阴间冷汗，两丸冷，是邪气乘其本，而正气走于经脉中也。遇寒，则必作阴阴而痛，以此辨丹田中伏火也。加黄柏、生地黄，勿误作寒证治之。

如秋冬天气寒凉而腹痛者，加半夏，或益智，或草豆蔻之类。

如发热，或扪之而肌表热者，此表证也，只服补中益气汤一二服，亦能得微汗则凉矣。

如脚膝痿软，行步乏力，或疼痛，乃肾肝中伏湿热，少加黄柏，空心服之，不愈，更增黄柏，加汉防己五分，则脚膝中气力如故也。

如多唾，或唾白沫者，胃口上停寒也，加益智仁。

如少气不足以息者，服正药二三服，气犹短促者，为膈上及表间有寒所遏，当引阴气上伸，加羌活、独活，藁本最少，升麻多，柴胡次之，黄芪加倍。

肠澼下血论

太阴阳明论云：食饮不节，起居不时者，阴受之。阴受之则入五脏。入五脏则䐜满闭塞，下为飧泄，久为肠澼。夫肠澼者，为水谷与血另作一派如㳌桶涌出也。今时值长夏，湿热大盛，正当客气胜而主气弱也，故肠澼之病甚，以凉血地黄汤主之。

凉血地黄汤

黄柏去皮，剉，炒　知母剉，炒，已上各一钱　青皮不去皮瓤　槐子炒　熟地黄　当归已上各五分

上件㕮咀，都作一服，用水一盏，煎至七分，去柤，温服。

如小便涩，脐下闷，或大便则后重，调木香、槟榔细末各五分，稍热服，空心或食前。

如里急后重，又不去者，当下之。

如有传变，随证加减：

如腹中动摇有水声，而小便不调者，停饮也。诊显何脏之脉，以去水饮药泻之，假令脉洪大，用泻火利小便药之类是也。

如胃虚不能食，而大渴不止者，不可用

淡渗之药止之，乃胃中元气少故也，与七味白术散补之。

如发热恶热，烦躁，大渴不止，肌热不欲近衣，其脉洪大，按之无力者，或兼目痛鼻干者，非白虎汤证也，此血虚发躁，当以黄芪一两、当归身二钱，㕮咀，水煎服。

如大便闭塞，或里急后重，数至圊而不能便，或少有白脓，或少有血，慎勿利之；利之则必致病重，反郁结而不通也。以升阳除湿防风汤举其阳，则阴气自降矣。

升阳除湿防风汤

苍术泔浸，去皮净，四两　防风二钱　白术　白茯苓　白芍药已上各一钱

上件㕮咀，除苍术另作片子，水一碗半，煮至二大盏，内诸药，同煎至一大盏，去柤，稍热服，空心食前。

如此证飧泄不禁，以此药导其湿，如飧泄及泄不止，以风药升阳，苍术益胃去湿。脉实，䐜胀，闭塞不通，从权以苦多甘少药泄之；如得通，复以升阳汤助其阳，或便以升阳汤中加下泄药。

脾胃虚不可妄用吐药论

六元政纪大论云：木郁则达之者，盖木

性当动荡轩举，是其本体，今乃郁于地中，无所施为，即是风失其性。人身有木郁之证者，当开通之，乃可用吐法，以助风木，是木郁则达之之义也。又说，木郁达之者，盖谓木初失其性，郁于地中，今既开发，行于天上，是发而不郁也，是木复其性也，有余也；有余则兼其所胜，脾土受邪，见之于木郁达之条下，不止此一验也。又厥阴司天，亦风木旺也，厥阴之胜，亦风木旺也，俱是脾胃受邪，见于上条，其说一同。或者不悟木郁达之四字之义，反作木郁治之，重实其实，脾胃又受木制，又复其木，正谓补有余而损不足也。既脾胃之气先已不足，岂不因此而重绝乎。

再明胸中窒塞当吐，气口三倍大于人迎，是食伤太阴。上部有脉，下部无脉，其人当吐，不吐则死。以其下部无脉，知其木郁在下也，塞道不行，而肝气下绝矣。兼肺金主塞而不降，为物所隔，金能克木，肝木受邪，食塞胸咽，故曰在上者因而越之。仲景云：实烦以瓜蒂散吐之，如经汗下，谓之虚烦，又名懊侬，烦躁不得眠，知其木郁也，以栀子豉汤吐之。昧者将膈咽不通，上肢两胁，腹胀，胃虚不足，乃浊气在上则生䐜胀之病吐之。况胃虚必怒，风木已来乘陵胃中，《内经》以铁酪镇坠之，岂可反吐，助其风木之邪？ 不主吐而吐，其差舛如天地之悬隔。大抵胸中窒塞，烦闷不止者，宜吐之耳。

安养心神调治脾胃论

灵兰秘典论云：心者，君主之官，神明出焉。凡怒、忿、悲、思、恐、惧，皆损元气。夫阴火之炽盛，由心生凝滞，七情不安故也。心脉者，神之舍，心君不宁，化而为火，火者，七神之贼也。故曰阴火太盛，经营之气，不能颐养于神，乃脉病也。神无所养：津液不行，不能生血脉也。心之神，真气之别名也，得血则生，血生则脉旺，脉者神之舍。若心生凝滞，七神离形，而脉中唯有火矣。善治斯疾者，惟在调和脾胃，使心无凝滞，或生欢忻，或逢喜事，或天气暄和，居温和之处，或食滋味，或眼前见欲爱事，则慧然如无病矣，盖胃中元气得舒伸故也。

凡治病当问其所便

《黄帝针经》云：中热消瘅则便寒，寒中之属则便热。胃中热则消谷，令人悬心善饥，脐已上皮热；肠中热，则出黄如糜，脐已下皮寒。胃中寒，则腹胀；肠中寒，则肠鸣飧泄。

一说，肠中寒，则食已窘迫，肠鸣切痛，大便色白。肠中寒，胃中热，则疾饥，小腹痛胀，肠中热，胃中寒，则胀而且泄。非独肠中热则泄，胃中寒传化亦泄。

胃欲热饮，肠欲寒饮，虽好恶不同，春夏先治标，秋冬先治本。衣服，寒无凄怆，暑无出汗，食饮者，热无灼灼，寒无怆怆，寒温中适，故气将持，乃不致邪僻也。

此规矩法度，乃常道也，正理也，揆度也，当临事制宜，以反常合变耳。

胃气下溜五脏气皆乱其为病互相出见论

黄帝曰：何谓逆而乱？岐伯曰：清气在阴，浊气在阳，荣气顺脉，卫气逆行，清浊相干，乱于胸中，是为大悗。故气乱于心，则烦心密嘿，俯首静伏。乱于肺，则俯仰喘喝，按手以呼。乱于肠胃，则为霍乱。

乱于臂胫，则为四厥。乱于头，则为厥逆，头重眩仆。

大法云：从下上者，引而去之。又法云：

在经者，宜发之。

黄帝曰：五乱者，刺之有道乎？ 岐伯曰：有道以来，有道以去，审知其道，是谓身宝。黄帝曰：愿闻其道。岐伯曰：气在于心者，取之手少阴心主之输。神门，大陵。

滋以化源，补以甘温，泻以甘寒，以酸收之，以小苦通之，以微苦辛甘轻剂，同精导气，使复其本位。

气在于肺者，取之手太阴荥，足少阴输。鱼际并太渊输。

太阴以苦甘寒。乃乱于胸中之气，以分化之味去之；若成痿者，以导湿热，若善多涕，从权治以辛热。仍引胃气前出阳道，不令湿土克肾，其穴在太溪。

气在于肠胃者，取之足太阴、阳明；不下者，取之三里。章门、中脘、三里。

因足太阴虚者，于募穴中导引之于血中。有一说，腑输，去腑病也，胃虚而致太阴无所禀者，于足阳明胃之募穴中引导之。如气逆上而霍乱者，取三里，气下乃止，不下复始。

气在于头者，取之天柱、大杼；不知，取足太阳荥、输。通谷深，束骨深。

先取天柱、大杼，不补不泻，以导气而已。取足太阳膀胱经中，不补不泻，深取通谷、束骨。丁，心火，己，脾土穴中以引导去之。如用药，于太阳引经药中，少加苦寒、甘寒以导去之，清凉为之辅佐及使。

气在于臂足，取之先去血脉，后取其阳明、少阳之荥输。二间、三间深取之，内庭、陷谷深取之。

视其足、臂之血络尽取之，后治其痿、厥，皆不补不泻，从阴深取，引而上之。上之者，出也，去也。皆阴火有余，阳气不足，伏匿于地中者。血，荣也，当从阴引阳，先于地中升举阳气，次泻阴火，乃导气同精之法。

黄帝曰：补泻奈何？ 岐伯曰：徐入徐出，谓之导气；补泻无形，谓之同精。是非有余不足也，乱气之相逆也。帝曰：允乎哉道，明乎哉论，请著之玉版，命曰治乱也。

阴病治阳阳病治阴

阴阳应象大论云：审其阴阳，以别柔刚，阳病治阴，阴病治阳，定其血气，各守其乡，血实宜决之，气虚宜掣引之。

夫阴病在阳者，是天外风寒之邪乘中而外入，在人之背上腑腧、脏腧，是人之受天外客邪。亦有二说：中于阳则流于经。此病始于外寒，终归外热，故以治风寒之邪，治其各脏之腧；非止风寒而已，六淫湿、暑、燥、火，皆五脏所受，乃筋骨血脉受邪，各有背上五脏腧以除之。伤寒一说从仲景，中八风者，有风论，中暑者，治在背上小肠腧，中湿者，治在胃腧，中燥者，治在大肠腧，此皆六淫客邪有余之病，皆泻在背之腑腧。若病久传变，有虚有实，各随病之传变，补泻不定，只治在背腑腧。

另有上热下寒。经曰：阴病在阳，当从阳引阴，必须先去络脉经隧之血。若阴中火旺，上腾于天，致六阳反不衰而上充者，先去五脏之血络，引而下行，天气降下，则下寒之病自去矣，慎勿独泻其六阳。此病阳亢，乃阴火之邪滋之，只去阴火，只损血络经隧之邪，勿误也。

阳病在阴者，病从阴引阳，是水谷之寒热，感则害人六腑。又曰：饮食失节，及劳役形质，阴火乘于坤土之中，致谷气、荣气、清气、胃气、元气不得上升，滋于六腑之阳气，是五阳之气先绝于外，外者，天也。

下流伏于坤土阴火之中。皆先由喜、怒、悲，忧、恐，为五贼所伤，而后胃气不行，劳役饮食不节继之，则元气乃伤。当从胃合三里穴中推而扬之，以伸元气，故曰从阴引阳。若元气愈不足，治在腹上诸腑之募穴；若传在五脏，为九窍不通，随各窍之病，治其各脏之募穴于腹。故曰，五脏不平，乃六腑元气闭塞之所生也。又曰：五脏不和，九窍不通，皆阳气不足，阴气有余，故曰阳不胜其阴。凡治腹之募，皆为元气不足，从阴引阳勿误也。若错补四末之腧，错泻四末之余，错泻者，差尤甚矣。按岐伯所说，况取穴于天上，天上者，人之背上五脏六腑之腧，岂有生者乎？兴言及此，寒心彻骨！若六淫客邪及上热下寒，筋骨皮肉血脉之病，错取穴于胃之合，及诸腹之募者必危，亦岐伯之言，下工岂可不慎哉。

三焦元气衰旺

《黄帝针经》云：上气不足，脑为之不满，耳为之苦鸣，头为之苦倾，目为之瞑。中气不足，溲便为之变，肠为之苦鸣。下气不足，则为痿厥心悗。补足外踝下留之。

此三元真气衰惫，皆由脾胃先虚，而气不上行之所致也。加之以喜、怒、悲、忧、恐，危亡速矣。

脾胃论

卷下

东垣老人李杲——撰

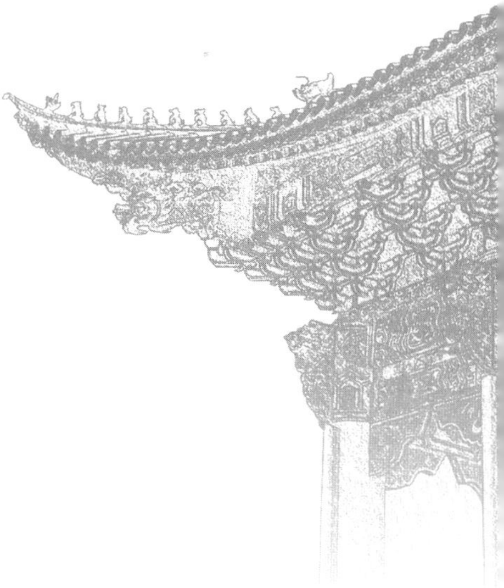

大肠小肠五脏皆属于胃胃虚则俱病论

《黄帝针经》云：手阳明大肠，手太阳小肠，皆属足阳明胃。小肠之穴，在巨虚下廉，大肠之穴，在巨虚上廉，此二穴，皆在足阳明胃三里穴下也。大肠主津，小肠主液。大肠、小肠受胃之荣气，乃能行津液于上焦，溉灌皮毛，充实腠理。若饮食不节，胃气不及，大肠、小肠无所禀受，故津液涸竭焉。《内经》云：耳鸣、耳聋，九窍不利，肠胃之所生也。此胃弱不能滋养手太阳小肠、手阳明大肠，故有此证。然亦止从胃弱而得之，故圣人混言肠胃之所生也。或曰：子谓混言肠胃所生，亦有据乎？ 予应之曰：玉机真脏论云：脾不及，令人九窍不通，谓脾为死阴，受胃之阳气，能上升水谷之气于肺，上充皮毛，散入四脏；今脾无所禀，不能行气于脏腑，故有此证，此则脾虚九窍不通之谓也。虽言脾虚，亦胃之不足所致耳。此不言脾，不言肠胃，而言五脏者又何也？ 予谓：此说与上二说无以异也，盖谓脾不受胃之禀命，致五脏所主九窍，不能上通天气，皆闭塞不利也，故以五脏言之。

此三者，止是胃虚所致耳。然亦何止于此，胃虚则五脏、六腑、十二经、十五络、四肢，皆不得营运之气，而百病生焉，岂一端能尽之乎。

脾胃虚则九窍不通论

真气又名元气，乃先身生之精气也，非胃气不能滋之。胃气者，谷气也，荣气也，运气也，生气也，清气也，卫气也，阳气也。又天气、人气、地气，乃三焦之气。分而言之则异，其实一也，不当作异名异论而观之。

饮食劳役所伤，自汗小便数，阴火乘土位，清气不生，阳道不行，乃阴血伏火。况阳明胃土，右燥左热，故化燥火而津液不能停；且小便与汗，皆亡津液。津液至中宫变化为血也。脉者，血之府也，血亡则七神何依，百脉皆从此中变来也。人之百病，莫大于中风，有汗则风邪客之，无汗则阳气固密，腠理闭拒，诸邪不能伤也。

或曰：经言阳不胜其阴，则五脏气争，九窍不通；又脾不及则令人九窍不通，名曰重强；又五脏不和，则九窍不通；又头痛耳鸣，九窍不通利，肠胃之所生也。请析而解之？ 答曰：夫脾者，阴土也，至阴之气，主静而不动；胃者，阳土也，主动而不息。阳气在于地下，乃能生化万物。故五运在上，六气在下。其脾长一尺，掩太仓，太仓者，胃之上口也。脾受胃禀，乃能熏蒸腐熟五谷者也。胃者，十二经之源，水谷之海也，平则万化安，病则万化危。五脏之气，上通九窍。五脏禀受气于六腑，六腑受气于胃。六腑者，在天为风、寒、暑、湿、燥、火，此无形之气也。胃气和平，荣气上升，始生温热。湿热者，春夏也，行阳二十五度。六阳升散之极，下而生阴，阴降则下行为秋冬，行阴道，为寒凉也。胃既受病，不能滋养，故六腑之气已绝，致阳道不行，阴火上行。五脏之气，各受一腑之化，乃能滋养皮肤血脉筋骨，故言五脏之气已绝于外，是六腑生气先绝，五脏无所禀受，而气后绝矣。肺本收下，又主五气，气绝则下流，与脾土叠于下焦，故曰重强。胃气既病则下溜，经云：湿从下受之，脾为至阴，本乎地也，有形之土，下填九窍之源，使不能上通于天，故曰五脏不和，则九窍不通。胃者，行清气而上，即地之阳气也，积阳成天，曰清阳出上窍，曰清阳实四肢，曰清阳发腠理者也。脾胃既为阴火所乘，谷气闭塞而下流，即清气不升，九窍为之不利。胃之一腑病，则十二经元气皆不足也。气少则津液不行，津液不行则血亏，故筋骨皮肉血脉皆弱，是气血俱羸弱矣。劳役动作，饮食饥饱，可不慎乎。

凡有此病者，虽不变易他疾，已损其天年，更加之针灸用药差误，欲不夭枉得乎？

胃虚脏腑经络皆无所受气而俱病论

夫脾胃虚，则湿土之气溜于脐下，肾与膀胱受邪。膀胱主寒，肾为阴火，二者俱弱，润泽之气不行。大肠者，庚也，燥气也，主津，小肠者，丙也，热气也，主液。此皆属胃，胃虚则无所受气而亦虚，津液不濡，睡觉口燥咽干，而皮毛不泽也。甲胆，风也，温也，主生化周身之血气；丙小肠，热也，主长养周身之阳气。亦皆禀气于胃，则能浮散也，升发也；胃虚则胆及小肠温热生长之气俱不足，伏留于有形血脉之中，为热病，为中风，其为病不可胜纪，青、赤、黄、白、黑五腑皆滞。三焦者，乃下焦元气生发之根蒂，为火乘之，是六腑之气俱衰也。腑者，腑库之腑，包含五脏及形质之物而藏焉。且六腑之气，外无所主，内有所受。感天之风气而生甲胆，感暑气而生丙小肠，感湿化而生戊胃，感燥气而生庚大肠，感寒气而生壬膀胱，感天一之气而生三焦，此实父气、无形也。风、寒、暑、湿、燥、火，乃温、热、寒、凉之别称也，行阳二十五度，右迁而升浮降沉之化也，其虚也，皆由脾胃之弱。

以五脏论之，心火亢甚，乘其脾土曰热中，脉洪大而烦闷。《难经》云：脾病，当脐有动气，按之牢若痛。动气，筑筑然坚牢，如有积而硬，若似痛也，甚则亦大痛，有是则脾虚病也，无则非也。更有一辨，食入则困倦，精神昏冒而欲睡者，脾亏弱也。且心火大盛，左迁入于肝木之分，风湿相搏，一身尽痛，其脉洪大而弦，时缓，或为眩运战摇，或为麻木不仁，此皆风也。脾病，体重节痛，为痛痹〔1〕，为寒痹，为诸湿痹，为痿软失力，为大疽大痛。若以辛热助邪，则为热病，为中风，其变不可胜纪。木旺运行北越，左迁入地，助其肾水〔2〕，水得子助，入脾为痰涎，自入为唾，入肝为泪，入肺为涕，乘肝木而反克脾土明矣。当先于阴分补其阳气升腾，行其阳道而走空窍，次加寒水之药

〔1〕 痛痹，与下文“寒痹”为一证，疑“风痹”之误。始与下文寒痹、诸湿痹相协。

〔2〕 助其肾水　即助其肾水为邪之义。

降其阴火，黄柏、黄连之类是也。先补其阳，后泻其阴，脾胃俱旺而复于中焦之本位，则阴阳气平矣。火曰炎上，水曰润下，今言肾主五液，上至头，出于空窍，俱作泣、涕、汗、涎、唾者何也？ 曰：病痫者，涎沫出于口，冷汗出于身，清涕出于鼻，皆阳跻、阴跻、督、冲四脉之邪上行，肾水不任煎熬，沸腾上行为之也。此奇邪为病，不系五行阴阳十二经所拘，当从督、冲、二跻、四穴中奇邪之法治之。

五脏外有所主，内无所受。谓无所受盛，而外主皮毛、血脉、肌肉、筋骨及各空窍是也；若胃气一虚，脾无所禀受，则四脏及经络皆病。况脾全借胃土平和，则有所受而生荣，周身四脏皆旺，十二神守职，皮毛固密，筋骨柔和，九窍通利，外邪不能侮也。

胃虚元气不足诸病所生论

夫饮食劳役皆自汗，乃足阳明化燥火，津液不能停，故汗出小便数也。邪之大者，莫若中风。风者，百病之长，善行而数变；虽然，无虚邪，则风雨寒不能独伤人，必先中虚邪，然后贼邪得入矣。至于痿、厥逆，皆由汗出而得之也。且冬阳气伏藏于水土之下，如非常泄精，阳气已竭，则春令从何而得，万化俱失所矣。在人则饮食劳役，汗下时出，诸病遂生。予所以谆谆如此者，盖亦欲人知所慎也。

忽肥忽瘦论

《黄帝针经》云：寒热少气，血上下行。夫气虚不能寒，血虚不能热，血气俱虚，不能寒热。而胃虚不能上行，则肺气无所养，故少气；卫气既虚，不能寒也。下行乘肾肝助火为毒，则阴分气衰血亏，故寒热少气。血上下行者，足阳明胃之脉衰，则冲脉并阳明之脉，上行于阳分，逆行七十二度，脉之火大旺，逆阳明脉中，血上行，其血冲满于上；若火时退伏于下，则血下行，故言血上下行，俗谓之忽肥忽瘦者是也。经曰：热伤气。又曰：壮火食气。故脾胃虚而火胜，则必少气，不能卫护皮毛，通贯上焦之气而短少也。阴分血亏，阳分气削，阴阳之分，周身血气俱少，不能寒热，故言寒热也。《灵枢经》云：上焦开发，宣五谷味，熏肤充身泽毛，若雾露之溉，此则胃气平而上行也。

天地阴阳生杀之理在升降浮沉之间论

阴阳应象大论云：天以阳生阴长，地以阳杀阴藏。然岁以春为首，正，正也；寅，引也。少阳之气始于泉下，引阴升而在天地人之上，即天之分，百谷草木皆甲坼于此时也。至立夏少阴之火炽于太虚，则草木盛茂，垂枝布叶。乃阳之用，阴之体，此所谓天以阳生阴长。经言岁半以前，天气主之，在乎升浮也。至秋而太阴之运，初自天而下逐，阴降而彻地，则金振燥令，风厉霜飞，品物咸殒，其枝独存，若乎毫毛。至冬则少阴之气复伏于泉下，水冰地坼，万类周密。阴之用，阳之体也，此所谓地以阳杀阴藏。经言岁半已后，地气主之，在乎降沉也。至于春气温和，夏气暑热，秋气清凉，冬气冷冽，此则正气之序也，故曰：履端于始，序则不愆。升已而降，降已而升，如环无端，运化万物，其实一气也。

设或阴阳错综，胜复之变，自此而起。万物之中，人一也，呼吸升降，效象天地，准绳阴阳。盖胃为水谷之海，饮食入胃，而精气先输脾归肺，上行春夏之令，以滋养周身，乃清气为天者也；升已而下输膀胱，行秋冬之令，为传化糟粕，转味而出，乃浊阴为地者也。若夫顺四时之气，起居有时，以避寒暑，饮食有节，及不暴喜怒，以颐神志，常欲四时均平，而无偏胜则安。不然，损伤脾胃，真气下溜，或下泄而久不能升，是有秋冬而无春夏，乃生长之用，陷于殒杀之气，而百病皆起；或久升而不降亦病焉。于此求之，则知履端之义矣。

阴阳寿夭论

五常政大论云：阴精所奉其人寿，阳精所降其人夭。夫阴精所奉者，上奉于阳，谓春夏生长之气也；阳精所降者，下降于阴，谓秋冬收藏之气也。且如地之伏阴，其精遇春而变动，升腾于上，即曰生发之气；升极而浮，即曰蕃秀之气，此六气右迁于天，乃天之清阳也。阳主生，故寿。天之元阳，其精遇秋而退，降坠于下，乃为收敛殒杀之气；降极而沉，是为闭藏之气，此五运左迁入地，乃地之浊阴也。阴主杀，故夭。根于外者，名曰气立，气止则化绝。根于内者，名曰神机，神去则机息。皆不升而降也。地气者，人之脾胃也，脾主五脏之气，肾主五脏之精，皆上奉于天。二者俱主生化，以奉升浮，是知春生夏长，皆从胃中出也。故动止饮食，各得其所，必清必净，不令损胃之元气，下乘肾肝，及行秋冬殒杀之令，则亦合于天数耳。

五脏之气交变论

五脏别论云：五气入鼻，藏于心肺。《难经》云：肺主鼻，鼻和则知香臭。洁古云：视听明而清凉，香臭辨而温暖。此内受天之气，而外利于九窍也。夫三焦之窍开于喉，出于鼻。鼻乃肺之窍，此体也；其闻香臭者，用也。心主五臭，舍于鼻。盖九窍之用，皆禀长生为近。心，长生于酉，酉者肺，故知鼻为心之所用，而闻香臭也。耳者，上通天气，肾之窍也，乃肾之体，而为肺之用，盖肾长生于子，子乃肾之舍，而肺居其中，而能听音声也。一说，声者天之阳，音者天之阴。在地为五律，在人为喉之窍，在口乃三焦之用。肺与心合而为言出于口也，此口心之窍开于舌为体，三焦于肺为用，又不可不知也。肝之窍通于目，离为火，能耀光而见物，故分别五色也，肝为之舍。肾主五精，鼻藏气于心肺，故曰主百脉而行阳道。经云：脱气者目盲，脱精者耳聋，心肺有病，而鼻为之不利。此明耳、目、口、鼻为清气所奉于天，而心劳胃损则受邪也。

阴阳升降论

《易》曰：两仪生四象，乃天地气交，八卦是也。在人则清浊之气皆从脾胃出，荣气荣养于身，乃水谷之气味化之也。

清阳为天，清阳成天。地气上为云，天气下为雨。水谷之精气也，气海也、七神也、元气也、父也。清中清者，清肺以助天真。清阳出上窍，耳、目、鼻、口之七窍是也。清中浊者，荣华腠理。清阳发腠理，毛窍也。清阳实四肢。真气充实四肢。浊阴为地，垒阴成地。云出天气，雨出地气。五谷五味之精，是五味之化也。血荣也，维持神明也，血之府会也，母也。浊中清者，荣养于神。降至中脘而为血，故曰心主血，心藏神。浊阴出下窍，前阴膀胱之窍也。浊中浊者，坚强骨髓。浊阴走五脏，散于五脏之血也，养血脉，润皮肤、肌肉、筋者是也，血生肉者此也。浊阴归六腑。谓毛脉合精，经气归于腑者是也。

天气清静光明者也，藏德不止，故不下也。天明则日月不明，邪害空窍，阳气者闭塞，地气者冒明。云雾不精，则上应白露不下；交通不表，万物命故不施，不施则名木多死。恶气不发，风雨不节，白露不下，则菀藁不荣；贼风数至，暴雨数起，天地四时不相保，与道相失，则未央绝灭。唯圣人从之，故身无奇病，万物不失，生气不竭。

此说人之不避大寒伤形，大热伤气，四时节候变更之异气，及饮食失节，妄作劳役，心生好恶，皆令元气不行，气化为火，乃失生夭折之由耳。

调理脾胃治验　治法用药若不明升降浮沉差互反损论

予病脾胃久衰，视听半失，此阴盛乘阳，加之气短，精神不足，此由弦脉令虚，多言之过，皆阳气衰弱，不得舒伸，伏匿于阴中耳。癸卯岁六七月间，淫雨阴寒，逾月不止，时人多病泄利，乃湿多成五泄故也。一日，予体重、肢节疼痛，大便泄并下者三，而小便闭塞。思其治法，按《内经》标本论：大小便不利，无问标本，先利大小便。又云：在下者，引而竭之，亦是先利小便也。又云：诸泄利，小便不利，先分利之。又云：治湿不利小便，非其治也。皆当利其小便，必用淡味渗泄之剂以利之，是其法也。噫！圣人之法，虽布在方册，其不尽者，可以求责耳。今客邪寒湿之淫，从外而入里，以暴加之，若从已上法度，用淡渗之剂以除之，病虽即已，是降之又降，是复益其阴，而重竭其阳气矣，是阳气愈削，而精神愈短矣，是阴重强而阳重衰矣，反助其邪之谓也。故必用升阳风药即差，以羌活、独活、柴胡、升麻各一钱，防风根截半钱，炙甘草根截半钱，同㕮咀，水四中盏，煎至一盏，去柤，稍热服。大法云：湿寒之胜，助风以平之。又曰：下者举之，得阳气升腾而去矣。又法云：客者除之，是因曲而为之直也。夫圣人之法，可以类推，举一而知百病者也，若不达升降浮沉之理，而一概施治，其愈者幸也。

戊申六月初，枢判白文举年六十二，素有脾胃虚损病，目疾时作，身面目睛俱黄，小便或黄或白，大便不调，饮食减少，气短上气，怠惰嗜卧，四肢不收。至六月中，目疾复作，医以泻肝散下数行，而前疾增剧。予谓大黄、牵牛，虽能除湿热，而不能走经络；下咽、不入肝经，先入胃中。大黄苦寒，重虚其胃；牵牛其味至辛，能泻气，重虚肺本，嗽大作，盖标实不去，本虚愈甚。加之适当暑雨之际，素有黄证之人，所以增剧也。此当于脾胃肺之本脏，泻外经中之湿热，制清神益气汤主之而愈。

清神益气汤

茯苓　升麻已上各二分　泽泻　苍术　防风已上各三分　生姜五分

此药能走经，除湿热而不守，故不泻本脏，补肺与脾胃本中气之虚弱。

青皮一分　橘皮　生甘草　白芍药　白术已上各二分　人参五分

此药皆能守本而不走经。不走经者，不滋经络中邪；守者，能补脏之元气。

黄柏一分　麦门冬　人参已上各二分　五味子三分

此药去时令浮热湿蒸

上件剉如麻豆大，都作一服，水二盏，煎至一盏，去柤，稍热、空心服。

火炽之极，金伏之际，而寒水绝体，于此时也，故急救之以生脉散，除其湿热，以恶其太甚。肺欲收，心苦缓，皆酸以收之。心火盛则甘以泻之，故人参之甘，佐以五味子之酸。孙思邈云：夏月常服五味子，以补五脏气是也。麦门冬之微苦寒，能滋水之源于金之位，而清肃肺气，又能除火刑金之嗽，而敛其痰邪。复微加黄柏之苦寒，以为守位，滋水之流，以镇坠其浮气，而除两足之痿弱也。

范天骕之内，素有脾胃之证，时显烦躁，

胸中不利，大便不通。初冬出外而晚归，为寒气怫郁，闷乱大作，火不得升故也。医疑有热，治以疏风丸，大便行而病不减。又疑药力小，复加七八十丸，下两行，前证仍不减，复添吐逆，食不能停，痰唾稠粘，涌出不止，眼黑头旋，恶心烦闷，气短促上喘无力，不欲言。心神颠倒，兀兀不止，目不敢开，如在风云中。头苦痛如裂，身重如山，四肢厥冷，不得安卧。余谓前证乃胃气已损，复下两次，则重虚其胃，而痰厥头痛作矣。制半夏白术天麻汤主之而愈。

半夏白术天麻汤

黄柏二分　干姜三分　天麻　苍术　白茯苓　黄芪　泽泻　人参已上各五分　白术　炒曲已上各一钱　半夏汤洗七次　大麦蘗面　橘皮已上各一钱五分

上件㕮咀，每服半两，水二盏，煎至一盏，去柤，带热服，食前。此头痛苦甚，谓之足太阴痰厥头痛，非半夏不能疗。眼黑头旋，风虚内作，非天麻不能除；其苗为定风草，独不为风所动也。黄芪甘温，泻火补元气。人参甘温，泻火补中益气。二术俱苦甘温，除湿补中益气。泽、苓利小便导湿；橘皮苦温，益气调中升阳。曲消食，荡胃中滞气，大麦蘗面宽中助胃气。干姜辛热，以涤中寒。黄柏大苦寒，酒洗以主冬天少火在泉发躁也。

戊申有一贫士，七月中病脾胃虚弱，气促憔悴，因与人参芍药汤。

人参芍药汤

麦门冬二分　当归身　人参已上各三分　炙甘草　白芍药　黄芪已上各一钱　五味子五个

上件㕮咀，分作二服，每服用水二盏，煎至一盏，去柤，稍热服。既愈，继而冬居旷室，卧热炕，而吐血数次。予谓此人久虚弱，附脐有形，而有大热在内，上气不足，阳气外虚，当补表之阳气，泻里之虚热。

冬居旷室，衣服复单薄，是重虚其阳。表有大寒，壅遏里热，火邪不得舒伸，故血出于口。因思仲景太阳伤寒一证，当以麻黄汤发汗，而不与之，遂成衄血，却与之立愈，与此甚同，因与麻黄人参芍药汤。

麻黄人参芍药汤

人参益三焦元气不足而实其表也　麦门冬已上各三分　桂枝以补表虚　当归身和血养血，各五分　麻黄去其外寒　炙甘草补其脾

白芍药　黄芪已上各一钱　五味子二个，安其肺气

上件㕮咀，都作一服，水三盏，煮麻黄一味，令沸，去沫，至二盏，入余药，同煎

至一盏，去柤，热服，临卧。

升阳散火汤 治男子妇人四肢发热，肌热，筋痹热，骨髓中热，发困，热如燎，扪之烙手，此病多因血虚而得之。或胃虚过食冷物，抑遏阳气于脾土，火郁则发之。

生甘草二钱 防风二钱五分 炙甘草三钱 升麻 葛根 独活 白芍药 羌活 人参已上各五钱 柴胡八钱

上件㕮咀，每服秤半两，水三大盏，煎至一盏，去柤，稍热服。忌寒凉之物，及冷水月余。

安胃汤 治因饮食汗出，日久心中虚，风虚邪令人半身不遂，见偏风痿痹之证，当先除其汗，慓悍之气，按而收之。

黄连拣净去须 五味子去子 乌梅去核 生甘草已上各五分 熟甘草三分 升麻梢二分

上㕮咀，分作二服，每服水二盏，煎至一盏，去柤温服，食远。忌湿面、酒、五辛、大料物之类。

清胃散 治因服补胃热药，而致上下牙痛不可忍，牵引头脑满热，发大痛，此足阳明别络入脑也。喜寒恶热，此阳明经中热盛而作也。

真生地黄 当归身已上各三分 牡丹皮半钱 黄连拣净，六分。如黄连不好，更加二分；如夏

月倍之。大抵黄连临处，增减无定　升麻一钱

上为细末，都作一服，水一盏半，煎至七分，去柤，放冷服之。

清阳汤　治口㖞，颊腮急紧，胃中火盛，必汗不止而小便数也。

红花　酒黄柏　桂枝已上各一分　生甘草　苏木已上各五分　炙甘草一钱　葛根一钱五分　当归身　升麻　黄芪已上各二钱

上件㕮咀，都作一服，酒三大盏，煎至一盏二分，去柤，稍热服，食前。服讫，以火熨摩紧急处而愈。夫口㖞筋急者，是筋脉血络中大寒，此药以代燔针劫刺，破血以去其凝结，内则泄冲脉之火炽。

胃风汤　治虚风证，能食，麻木，牙关急搐，目内蠕瞤，胃中有风，独面肿。

蔓荆子一分　干生姜二分　草豆蔻　黄柏　羌活　柴胡　藁本已上各三分　麻黄五分，不去节　当归身　苍术　葛根已上各一钱　香白芷一钱二分　炙甘草一钱五分　升麻二钱　枣四枚

上件剉如麻豆大，分二服，每服水二盏，煎至一盏，去柤，热服，食后。

阳明病湿胜自汗论

或曰：湿之与汗，阴乎阳乎？曰：西

南坤土也，脾胃也，人之汗，犹天地之雨也。阴滋其湿，则为雾露为雨也。阴湿寒，下行之地气也。汗多则亡阳，阳去则阴胜也，甚为寒中。湿胜则音声如从瓮中出，湿若中水也。相家有说，土音如居深瓮中，言其壅也，远也，不出也，其为湿审矣。又知此二者，一为阴寒也。《内经》曰：气虚则外寒，虽见热中，蒸蒸为汗，终传大寒。知始为热中，表虚亡阳，不任外寒，终传寒中，多成痹寒矣。色以候天，脉以候地。形者，乃候地之阴阳也，故以脉气候之，皆有形无形可见者也。

调卫汤　治湿胜自汗，补卫气虚弱，表虚不任外寒。

苏木　红花已上各一分　猪苓二分　麦门冬三分　生地黄三分　半夏汤洗七次　生黄芩　生甘草　当归梢已上各五分　羌活七分　麻黄根　黄芪已上各一钱　五味子七枚

上㕮咀，如麻豆大，作一服，水二盏，煎至一盏，去柤，稍热服。中风证必自汗，汗多不得重发汗，故禁麻黄而用根节也。

湿热成痿肺金受邪论

六七月之间，湿令大行，子能令母实而

热旺，湿热相合，而刑庚大肠，故寒凉以救之。燥金受湿热之邪，绝寒水生化之源，源绝则肾亏，痿厥之病大作，腰已下痿软瘫痪，不能动；行走不正，两足欹侧。以清燥汤主之。

清燥汤

黄连去须　酒黄柏　柴胡已上各一分　麦门冬　当归身　生地黄　炙甘草　猪苓　麴已上各二分　人参　白茯苓　升麻已上各三分　橘皮　白术　泽泻已上各五分　苍术一钱　黄芪一钱五分　五味子九枚

上㕮咀，如麻豆大，每服半两，水二盏半，煎至一盏，去柤，稍热，空心服。

助阳和血补气汤　治眼发后，七热壅，白睛红，多眵泪，无疼痛而瘾涩难开，此服苦寒药太过，而真气不能通九窍也，故眼昏花不明，宜助阳和血补气。

香白芷二分　蔓荆子三分　炙甘草　当归身酒洗　柴胡已上各五分　升麻　防风已上各七分　黄芪一钱

上㕮咀，都作一服，水一盏半，煎至一盏，去柤，热服，临卧。避风处睡，忌风寒及食冷物。

升阳汤　治大便一日三四次，溏而不多，有时泄泻，腹中鸣，小便黄。

柴胡　益智仁　当归身　橘皮已上各三分　升麻六分　甘草二钱　黄芪三钱　红花少许

上㕮咀，分作二服，每服水二大盏，煎至一盏，去柤，稍热服。

升阳除湿汤　治脾胃虚弱，不思饮食，肠鸣腹痛，泄泻无度，小便黄，四肢困弱。

甘草　大麦糵面如胃寒腹鸣者加　陈皮　猪苓已上各三分　泽泻　益智仁　半夏　防风　神麹　升麻　柴胡　羌活已上各五分　苍术一钱

上㕮咀，作一服，水三大盏，生姜三片，枣二枚，同煎至一盏，去柤，空心服。

益胃汤　治头闷，劳动则微痛，不喜饮食，四肢怠惰，躁热短气，口不知味，肠鸣，大便微溏黄色，身体昏闷，口干不喜食冷。

黄芪　甘草　半夏已上各二分　黄芩　柴胡　人参　益智仁　白术已上各三分　当归梢　陈皮　升麻已上各五分　苍术一钱五分

上㕮咀，作一服，水二大盏，煎至一盏，去柤，稍热服，食前。忌饮食失节，生冷、硬物、酒、湿面。

生姜和中汤　治食不下，口干虚渴，四肢困倦。

生甘草　炙甘草已上各一分　酒黄芩　柴胡　橘皮已上各二分　升麻三分　人参　葛根

藁本　白术已上各五分　羌活七分　苍术一钱　生黄芩二钱

上㕮咀，作一服，水二盏，生姜五片，枣二枚，劈开，同煎至一盏，去柤，稍热服之，食前。

强胃汤　治因饮食劳役所伤，腹胁满闷短气，遇春口淡无味，遇夏虽热而恶寒，常如饱，不喜食冷物。

黄柏　甘草已上各五分　升麻　柴胡　当归身　陈皮已上各一钱　生姜　麴已上各一钱五分　草豆蔻二钱　半夏　人参已上各三钱　黄芪一两

上㕮咀，每服三钱，水二大盏，煎至一盏，去柤，温服，食前。

温胃汤　专治服寒药多，致脾胃虚弱，胃脘痛。

人参　甘草　益智仁　缩砂仁　厚朴已上各二分　白豆蔻　干生姜　泽泻　姜黄已上各三分　黄芪　陈皮已上各七分

上件为极细末，每服三钱，水一盏，煎至半盏，温服，食前。

和中丸　补胃进食

人参　干生姜　橘红已上各一钱　干木瓜二钱　炙甘草三钱

上为细末，汤浸蒸饼为丸，如梧桐子大，

每服三五十丸，温水送下，食前服。

藿香安胃散 治脾胃虚弱，不进饮食，呕吐不待腐熟。

藿香 丁香 人参已上各二钱五分 橘红五钱

上件四味为细末，每服二钱，水一大盏，生姜一片，同煎至七分，和柤冷服，食前。

异功散 治脾胃虚冷，腹鸣腹痛自利，不思饮食。

人参 茯苓 白术 甘草 橘皮已上各五分

上为粗散，每服五钱，水二大盏，生姜三片，枣二枚，同煎至一盏，去柤，温服，食前。先用数服，以正其气。

饮食伤脾论

四十九难曰：饮食劳倦则伤脾。又云：饮食自倍，肠胃乃伤。肠澼为痔。夫脾者，行胃津液，磨胃中之谷，主五味也。胃既伤，则饮食不化，口不知味，四肢倦困，心腹痞满，兀兀欲吐而恶食，或为飧泄，或为肠澼，此胃伤脾亦伤明矣。大抵伤饮伤食，其治不同。伤饮者，无形之气也。宜发汗，利小便，以导其湿。伤食者，有形之物也。

轻则消化，或损其谷，此最为妙也，重则方可吐下。今立数方，区分类析，以列于后。

五苓散 治烦渴饮水过多，或水入即吐，心中淡淡，停湿在内，小便不利。

桂一两 茯苓 猪苓 白术已上各一两五钱 泽泻二两五钱

上为细末，每服二钱，热汤调服，不拘时候，服讫多饮热汤，有汗出即愈。

如瘀热在里，身发黄疸，浓煎茵陈汤调下，食前服之。

如疸发渴，及中暑引饮，亦可用水调服。

论饮酒过伤

夫酒者，大热有毒，气味俱阳，乃无形之物也。若伤之，止当发散，汗出则愈矣；其次莫如利小便，二者乃上下分消其湿。今之酒病者，往往服酒癥丸，大热之药下之，又有用牵牛、大黄下之者，是无形元气受病，反下有形阴血，乖误甚矣！酒性大热，以伤元气，而复重泻之，况亦损肾水，真阴及有形阴血俱为不足，如此则阴血愈虚，真水愈弱，阳毒之热大旺，反增其阴火，是以元气消耗，折人长命；不然，则虚损之病成矣。酒疸下之，久久为黑疸。慎不可犯。以葛花解醒汤主之。

葛花解醒汤 治饮酒太过，呕吐痰逆，心神烦乱，胸膈痞塞，手足战摇，饮食减少，小便不利。

莲花青皮去穰，三分 木香五分 橘皮去白 人参去芦 猪苓去黑皮 白茯苓已上各一钱五分 神麴炒黄色 泽泻 干生姜 白术已上各二钱 白豆蔻仁 葛花 砂仁已上各五钱

上为极细末，秤，和匀，每服三钱匕，白汤调下。但得微汗，酒病去矣。此盖不得已而用之，岂可恃赖日日饮酒，此方气味辛辣，偶因酒病服之，则不损元气，何者？敌酒病也。

枳术丸 治痞，消食，强胃。

枳实麸炒黄色，去穰，一两 白术二两

上同为极细末，荷叶裹烧饭为丸，如梧桐子大，每服五十丸，多用白汤下，无时。

白术者，本意不取其食速化，但令人胃气强，不复伤也。

橘皮枳术丸 治老幼元气虚弱，饮食不消，脏腑不调，心下痞闷。

枳实麸炒，去穰 橘皮已上各一两 白术二两

上件为细末，荷叶烧饭为丸，如梧桐子大，每服五十丸，温水送下，食远。

夫内伤用药之大法，所贵服之强人胃

气，令胃气益厚，虽猛食、多食、重食而不伤，此能用食药者也。此药久久益胃气，令不复致伤也。

半夏枳术丸 治因冷食内伤。

半夏汤洗七次，焙干 枳实麸炒黄色 白术已上各二两

上同为极细末，荷叶裹烧饭为丸，如梧桐子大，每服五十丸，添服不妨，无定法。如热汤浸蒸饼为丸亦可。

如食伤，寒热不调，每服加上三黄丸十丸，白汤下。

更作一方，加泽泻一两为丸，有小便淋者用。

木香干姜枳术丸 破除寒滞气，消寒饮食。

木香三钱 干姜五钱，炮 枳实一两，炒 白术一两五钱

上为极细末，荷叶烧饭为丸，如梧桐子大，每服三五十丸，温水送下，食前。

木香人参生姜枳术丸 开胃进食。

干生姜二钱五分 木香三钱 人参三钱五分 陈皮四钱 枳实一两，炒黄 白术一两五钱

上为细末，荷叶烧饭为丸，如梧桐子大，每服三五十丸，温水送下，食前。忌饱食。

和中丸 治病久虚弱，厌厌不能食，而

脏腑或秘或溏，此胃气虚弱也。常服则和中理气，消痰去湿，厚肠胃，进饮食。

木香二钱五分　枳实麸炒　炙甘草已上各三钱五分　槟榔四钱五分　陈皮去白，八钱　半夏汤洗七次　厚朴姜制，已上各一两　白术一两二钱

上为细末，生姜自然汁浸蒸饼为丸，如梧桐子大，每服三五十丸，温水送下，食前或食远。

交泰丸　升阳气，泻阴火，调荣气，进饮食，助精神，宽腹中；除怠惰嗜卧，四肢不收，沉困懒倦。

干姜炮制，三分　巴豆霜五分　人参去芦　肉桂去皮，已上各一钱　柴胡去苗　小椒炒去汗，并闭目，去子　白术已上各一钱五分　厚朴去皮剉炒，秋冬加七钱　酒煮苦楝　白茯苓　砂仁已上各三钱　川乌豆炮，去皮脐，四钱五分　知母四钱，一半炒，一半酒炒。此一味，春夏所宜，秋冬去之　吴茱萸汤洗七次，五钱　黄连去须，秋冬减一钱五分　皂角水洗，煨，去皮弦　紫菀去苗，已上各六钱

上除巴豆霜另入外，同为极细末，炼蜜为丸，如梧桐子大，每服十丸，温水送下，量虚实加减。

三棱消积丸　治伤生冷硬物，不能消化，心腹满闷。

丁皮　益智已上各三钱　巴豆炒，和皮，来炒焦黑去米　茴香炒　陈皮　青橘皮已上各五钱　京三棱炮　广茂炮　炒麹已上各七钱

上件为细末，醋打面糊为丸，如梧桐子大，每服十丸至二十丸，温生姜汤送下，食前。量虚实加减；得更衣，止后服。

备急丸　治心腹百病，卒痛如锥刺，及胀满不快，气急并治之。

锦纹川大黄为末　干姜炮，为末　巴豆先去皮膜心，研如泥霜，出油用霜

上件三味等分，同一处研匀，炼蜜成剂，臼内杵千百下，丸如大豌豆大，夜卧温水下一丸；如气实者，加一丸。如卒病，不计时候服。妇人有孕不可服。如所伤饮食在胸膈间，兀兀欲吐，反复闷乱，以物探吐去之。

神保丸　治心膈痛，腹痛，血痛，肾气痛，胁下痛，大便不通，气噎，宿食不消。

木香　胡椒已上各二钱五分　巴豆十枚，去皮油心膜，研　干蝎七枚

上件四味为末，汤浸蒸饼为丸，麻子大，朱砂三钱为衣，每服五丸。

如心膈痛，柿蒂、灯心汤下。

如腹痛，柿蒂、煨姜煎汤下。

如血痛，炒姜醋汤下。

如肾气痛、胁下痛，茴香酒下。

如大便不通，蜜汤调槟榔末一钱下。

如气噎，木香汤下。

如宿食不消，茶酒浆饮任下。

雄黄圣饼子 治一切酒食所伤，心腹满不快。

雄黄五钱 巴豆一百个，去油心膜 白面十两，重罗过

上件三味，内除白面八九两，余药同为细末，共面和匀，用新水和作饼子，如手大，以浆水煮，煮至浮于水上，漉出，控旋看硬软，捣作剂，丸如梧桐子大，捻作饼子，每服五七饼子，加至十饼、十五饼，嚼破一饼，可利一行，二饼利二行，茶酒任下，食前。

蠲饮枳实丸 逐饮消痰，导滞清膈。

枳实麸炒去穰 半夏汤洗 陈皮去白，已上各二两 黑牵牛八两，内取头末三两

上为细末，水煮面糊为丸，如梧桐子大，每服五十丸，食后，生姜汤下。

感应丸 治虚中积冷，气弱有伤；停积胃脘，不能传化；或因气伤冷，因饥饱食，饮酒过多，心下坚满，两胁胀痛，心腹大疼，霍乱吐泻。大便频，后重迟涩，久痢赤白，脓血相杂，米谷不消，愈而复发。又治中酒，呕吐痰逆，恶心喜唾，头旋，胸膈痞闷，四肢倦怠，不欲饮食。又治妊娠伤冷，新产有

伤。若久有积寒，吃热药不效者，并悉治之。又治久病形羸，荏苒岁月，渐致虚弱，面黄肌瘦，饮食或进或退，大便或秘或泄，不拘久新积冷，并皆治之。

干姜炮制，一两　南木香去芦　丁香已上各一两五钱　百草霜二两　肉豆蔻去皮，三十个　巴豆去皮心膜油，研，七十个　杏仁一百四十个，汤浸去皮尖，研膏

上七味，除巴豆粉、百草霜、杏仁三味，余四味捣为细末，却与三味同拌，研令细，用好蜡匮和。先将蜡六两溶化作汁，以重绵滤去柤，更以好酒一升，于银、石器内煮蜡溶，滚数沸，倾出，候酒冷，其蜡自浮于上，取蜡秤用丸。春夏修合，用清油一两，于铫内熬令沫散香熟，次下酒煮蜡四两，同化作汁，就锅内乘热拌和前项药末。秋冬修合，用清油一两五钱，同煎煮熟，作汁，和匮药末成剂，分作小铤子，以油单纸裹之，旋丸服耳。

神应丸　治因一切冷物、冷水及潼乳酪水所伤，腹痛肠鸣，米谷不化。

丁香　木香已上各二钱　巴豆　杏仁　百草霜　干姜已上各五钱　黄蜡二两

上先将黄蜡用好醋煮去柤秽，将巴豆、杏仁同炒黑烟尽，研如泥；余四味为细末。

将黄蜡再上火，春夏入小油五钱，秋冬入小油八钱，溶开，入在杏仁、巴豆泥子内同搅，旋下丁香、木香等药末，研匀，搓作铤子，油纸裹了旋丸用，如芥子大，每服三五十丸，温米饮送下，食前，日三服，大有神效。

白术安胃散 治一切泻痢，无问脓血相杂，里急窘痛，日夜无度。又治男子小肠气痛，及妇人脐下虚冷，并产后儿枕块痛；亦治产后虚弱，寒热不止者。

五味子 乌梅取肉炒干，已上各五钱 车前子 茯苓 白术已上各一两 米壳三两，去顶蒂穰，醋煮一宿，炒干

上为末，每服五钱，水一盏半，煎至一盏，去柤，空心温服。

圣饼子 治泻痢赤白，脐腹撮痛，久不愈者。

黄丹二钱 定粉 舶上硫黄 陀僧已上各三钱 轻粉少许

上细剉为末，入白面四钱匕，滴水和如指尖大，捻作饼子，阴干，食前，温浆水磨服之，大便黑色为效。

当归和血散 治肠澼下血，湿毒下血。

川芎四分 青皮 槐花 荆芥穗 熟地黄 白术已上各六分 当归身 升麻已上各一钱

上件为细末，每服二三钱，清米饮汤调

下，食前。

诃梨勒丸 治休息痢，昼夜无度，腥臭不可近，脐腹撮痛，诸药不效。

诃子五钱，去核研 椿根白皮一两 母丁香三十个

上为细末，醋面糊丸，如梧桐子大，每服五十丸，陈米饮汤入醋少许送下，五更，三日三服效。

脾胃损在调饮食适寒温

十四难曰：损其脾者，调其饮食，适其寒温。又云[1]：夫脾、胃、大肠、小肠、三焦、膀胱，仓廪之本，营之所居，名曰器，能化糟粕，转味而出入者也。若饮食，热无灼灼，寒无怆怆，寒温中适，故气将持，乃不致邪僻。或饮食失节，寒温不适，所生之病，或溏泄无度，或心下痞闷，腹胁膜胀，口失滋味，四肢困倦，皆伤于脾胃所致而然也。肠胃为市，无物不受，无物不入，若风、寒、暑、湿、燥，一气偏胜，亦能伤脾损胃，观证用药者，宜详审焉。

〔1〕又云 以下引文为《素问·六节脏象论》之文。

脾胃右关所主其脉缓如得

弦脉，风邪所伤。甘草芍药汤、黄芪建中汤之类；或甘酸之剂，皆可用之。

洪脉，热邪所伤。三黄丸、泻黄散、调胃承气汤；或甘寒之剂，皆可用之。

缓脉，本经太过，湿邪所伤。平胃散加白术、茯苓，五苓散；或除湿渗淡之剂，皆可用之。

涩脉，燥热所伤。异功散加当归，四君子汤加熟地黄；或甘温甘润之剂，皆可用之。

沉细脉，寒邪所伤。益黄散，养胃丸，理中丸，理中汤，如寒甚加附子；

甘热之剂，皆可用之

前项所定方药，乃常道也，如变则更之。

胃风汤 治大人小儿，风冷乘虚，入客肠胃，水谷不化，泄泻注下，腹胁虚满，肠鸣㽲痛；及肠胃湿毒，下如豆汁，或下瘀血，日夜无度，并宜服之。

人参去芦 白茯苓去皮 芎䓖 桂去粗皮 当归去苗 白芍药 白术已上各等分

上为粗散，每服二钱，以水一大盏，入

粟米百余粒，同煎至七分，去柤，稍热服，空心、食前；小儿量力减之。

三黄丸 治丈夫、妇人，三焦积热。上焦有热，攻冲眼目赤肿，头项肿痛，口舌生疮；中焦有热，心膈烦燥，不美饮食；下焦有热，小便赤涩，大便秘结。五脏俱热，即生痈、疖、疮、痍。及治五般痔疾，粪门肿痛，或下鲜血。

黄连去芦 黄芩去芦 大黄已上各一两

上为细末，炼蜜为丸，如梧桐子大，每服三十丸，用熟水吞下；如脏腑壅实，加服丸数。小儿积热，亦宜服之。

白术散 治虚热而渴。

人参去芦 白术 木香 白茯苓去皮 藿香叶去土 甘草炒，已上各一两 干葛二两

上件为粗末，每服三钱至五钱，水一盏，煎至五分，温服。如饮水者，多煎与之，无时服。

如不能食而渴，洁古先师倍加葛根；如能食而渴，白虎汤加人参服之。

加减平胃散 治脾胃不和，不思饮食，心腹胁肋，胀满刺痛，口苦无味，胸满短气，呕哕恶心，噫气吞酸，面色萎黄，肌体瘦弱，怠惰嗜卧，体重节痛，常多自利，或发霍乱，及五噎、八痞、膈气、反胃。

甘草剉，炒，二两　厚朴去粗皮，姜制炒香　陈皮去白，已上各三两二钱　苍术去粗皮，米泔浸，五两

上为细末，每服二钱，水一盏，入生姜三片，干枣二枚，同煎至七分，去柤，温服；或去姜、枣，带热服，空心、食前。入盐一捻，沸汤点服亦得。常服调气暖胃，化宿食，消痰饮，辟风寒冷湿，四时非节之气。

如小便赤涩，加白茯苓、泽泻。

如米谷不化，食饮多伤，加枳实。

如胸中气不快，心下痞气，加枳壳、木香。

如脾胃困弱，不思饮食，加黄芪、人参。

如心下痞闷，腹胀者，加厚朴；甘草减半。

如遇夏，则加炒黄芩。

如遇雨水湿润时，加茯苓、泽泻。

如遇有痰涎，加半夏、陈皮。

凡加时，除苍术、厚朴外，依例加之，如一服五钱，有痰用半夏五分。

如嗽，饮食减少，脉弦细，加当归、黄芪，用身。

如脉洪大缓，加黄芩、黄连。

如大便硬，加大黄三钱，芒硝二钱，先嚼麸炒桃仁烂，以药送下。

散滞气汤　治因忧气结，中脘腹皮底微痛，心下痞满，不思饮食，虽食不散，常常

有痞气。

当归身二分　陈皮三分　柴胡四分　炙甘草一钱　半夏一钱五分　生姜五片　红花少许

上件剉如麻豆大，都作一服，水二盏，煎至一盏，去柤，稍热服，食前。忌湿面、酒。

通幽汤　治幽门不通，上冲，吸门不开，噎塞，气不得上下，治在幽门闭，大便难，此脾胃初受热中，多有此证，名之曰下脘不通。

桃仁泥　红花已上各一分　生地黄　熟地黄已上各五分　当归身　炙甘草　升麻已上各一钱

上㕮咀，都作一服，水二大盏，煎至一盏，去柤，稍热服之，食前。

润肠丸　治饮食劳倦，大便秘涩，或干燥，闭塞不通，全不思食，及风结、血秘，皆能闭塞也。润燥和血疏风，自然通利也。

大黄去皮　当归梢　羌活已上各五钱　桃仁汤浸去皮尖，一两　麻子仁去皮取仁，一两二钱五分

上除桃仁、麻仁另研如泥外，捣罗为细末，炼蜜为丸，如梧桐子大，每服五十丸，空心用白汤送下。

导气除燥汤　治饮食劳倦，而小便闭塞不通，乃血涩致气不通而窍涩也。

滑石炒黄　茯苓去皮，已上各二钱　知母细剉，酒洗　泽泻已上各三钱　黄柏去皮，四钱，酒洗

上㕮咀，每服半两，水二盏，煎至一盏，去粗，稍热服，空心。如急，不拘时候。

丁香茱萸汤　治胃虚呕哕吐逆，膈咽不通。

干生姜　黄柏已上各二分　丁香　炙甘草　柴胡　橘皮　半夏已上各五分　升麻七分　吴茱萸　草豆蔻　黄芪　人参已上各一钱　当归身一钱五分　苍术二钱

上件剉如麻豆大，每服半两，水二盏，煎至一盏，去粗，稍热服，食前。忌冷物。

草豆蔻丸　治脾胃虚而心火乘之，不能滋荣上焦元气，遇冬肾与膀胱之寒水旺时，子能令母实，致肺金大肠相辅而来克心乘脾胃，此大复其仇也。经云：大胜必大复。故皮毛血脉分肉之间，元气已绝于外，又大寒大燥二气并乘之，则苦恶风寒，耳鸣，及腰背相引胸中而痛，鼻息不通，不闻香臭，额寒脑痛，目时眩，目不欲开。腹中为寒水反乘，痰唾沃沫，食入反出，腹中常痛，及心胃痛，胁下急缩，有时而痛，腹不能努，大便多泻而少秘，下气不绝，或肠鸣，此脾胃虚之极也。胸中气乱，心烦不安，而为霍乱之渐。膈咽不通，噎塞，极则有声，喘喝闭

塞。或日阳中，或暖房内稍缓，口吸风寒则复作。四肢厥逆，身体沉重，不能转侧，头不可以回顾，小便溲而时躁。此药主秋冬寒凉大复气之药也。

泽泻一分，小便数减半　柴胡二分或四分，须详胁痛多少用　神麹　姜黄已上各四分　当归身　生甘草　熟甘草　青皮已上各六分　桃仁汤洗，去皮尖，七分　白僵蚕　吴茱萸汤洗去苦烈味，焙干　益智仁　黄芪　陈皮　人参已上各八分　半夏一钱，汤洗七次　草豆蔻仁一钱四分，面裹烧，面熟为度，去皮用仁　麦蘖面炒黄，一钱五分

上件一十八味，同为细末，桃仁另研如泥，再同细末一处研匀，汤浸蒸饼为丸，如梧桐子大，每服三五十丸，熟白汤送下，旋斟酌多少。

神圣复气汤　治复气乘冬，足太阳寒气、足少阴肾水之旺；子能令母实，手太阴肺实，反来侮土，火木受邪。腰背胸膈闭塞，疼痛，善嚏；口中涎，目中泣，鼻中流浊涕不止；或如息肉，不闻香臭；咳嗽痰沫。上热如火，下寒如冰。头作阵痛，目中流火，视物𥆨𥆨，耳鸣耳聋，头并口鼻，或恶风寒，喜日阳。夜卧不安，常觉痰塞，膈咽不通，口失味，两胁缩急而痛，牙齿动摇，不能嚼物。阴汗出，前阴冷，行步欹侧，起居艰难，掌中寒，

风痹麻木，小便数而昼多夜频，而欠，气短喘喝，少气不足以息，卒遗失无度。妇人白带，阴户中大痛，牵心而痛，黧黑失色。男子控睾牵心腹，阴阴而痛；面如赭色；食少，大小便不调，烦心霍乱，逆气里急而腹皮色白，后出余气，腹不能努，或肠鸣；膝下筋急，肩胛大痛，此皆寒水来复，火土之仇也。

黑附子炮制，去皮脐　干姜炮、为末，已上各三分　防风剉如豆大　郁李仁汤浸去皮尖，另研如泥　人参已上各五分　当归身酒洗，六分　半夏汤泡七次　升麻剉，已上各七分　甘草剉　藁本已上各八分　柴胡剉如豆大　羌活剉如豆大，已上各一钱　白葵花五朵，去心细剪入

上件药都一服，水五盏，煎至二盏，入：

橘皮五分　草豆蔻仁面裹烧熟，去皮　黄芪已上各一钱

上件入在内，再煎至一盏，再入下项药：

生地黄二分，酒洗　黄柏酒浸　黄连酒浸　枳壳已上各三分

已上四味，预一日另用新水浸，又以：

细辛二分　川芎细末　蔓荆子已上各三分

预一日用新水半大盏，分作二处浸。此三味并黄柏等煎正药作一大盏，不去柤，入此浸者药，再上火煎至一大盏，去柤，稍热服，空心。又能治啮颊、啮唇、啮舌，舌根

强硬等证，如神。忌肉汤，宜食肉，不助经络中火邪也。大抵肾并膀胱经中有寒，元气不足者，皆宜服之。

脾胃将理法

白粥、粳米、绿豆、小豆、盐豉之类，皆淡渗利小便，且小便数不可更利，况大泻阳气，反行阴道。切禁湿面，如食之觉快，勿禁。

药中不可服泽泻、猪苓、茯苓、灯心、琥珀、通草、木通、滑石之类，皆行阴道，而泻阳道也；如渴，如小便不利，或闭塞不通则服，得利勿再服。

忌大咸，助火邪而泻肾水真阴，及大辛味蒜、韭、五辣、醋、大料物、官桂、干姜之类，皆伤元气。

若服升沉之药，先一日将理，次日腹空服，服毕更宜将理十日；先三日尤甚，不然则反害也。

夫诸病四时用药之法，不问所病，或温或凉，或热或寒，如春时有疾，于所用药内加清凉风药；夏月有疾，加大寒之药；秋月有疾，加温气药；冬月有疾，加大热之药，是不绝生化之源也。钱仲阳医小儿，深得此理。《内经》必先岁气，毋伐天和，是为至治。

又曰：无违时，无伐化。又曰：无伐生生之气。皆此常道也。用药之法，若反其常道，而变生异证，则当从权施治。假令病人饮酒，或过食寒，或过食热，皆可以增病。如此，则以权衡应变治之；权变之药，岂可常用乎。

摄　养

忌浴当风，汗当风。须以手摩汗孔合，方许见风，必无中风中寒之疾。

遇卒风暴寒，衣服不能御者，则宜争努周身之气以当之，气弱不能御者病。

如衣薄而气短，则添衣，于无风处居止；气尚短，则以沸汤一碗熏其口鼻，即不短也。

如衣厚于不通风处居止而气短，则宜减衣，摩汗孔令合，于漫风处居止。

如久居高屋，或天寒阴湿所遏，令气短者，亦如前法熏之。

如居周密小室，或大热而处寒凉气短，则出就风日。凡气短，皆宜食滋味汤饮，令胃调和。

或大热能食而渴，喜寒饮，当从权以饮之，然不可耽嗜。如冬寒喜热物，亦依时暂食。

夜不安寝，衾厚热壅故也，当急去之，仍

拭汗；或薄而不安，即加之，睡自稳也。饥而睡不安，则宜少食；饱而睡不安，则少行坐。

遇天气变更，风寒阴晦，宜预避之。大抵宜温暖，避风寒，省语，少劳役为上。

远欲

名与身孰亲，身与货孰多？以隋侯之珠，弹千仞之雀，世必笑之，何取之轻而弃之重耶！残躯六十有五，耳目半失于视听，百脉沸腾而烦心，身如众派漂流，瞑目则魂如浪去，神气衰于前日，饮食减于曩时，但应人事，病皆弥甚，以己之所有，岂止隋侯之珠哉！安于淡薄，少思寡欲，省语以养气，不妄作劳以养形，虚心以维神，寿夭得失，安之于数，得丧既轻，血气自然谐和，邪无所容，病安增剧？苟能持此，亦庶几于道，可谓得其真趣矣。

省言箴

气乃神之祖，精乃气之子，气者，精神之根蒂也。大矣哉！积气以成精，积精以全神，必清必静，御之以道，可以为天人矣。有道者能之，予何人哉，切宜省言而已。

后　序

黄帝著《内经》，其忧天下后世，可谓厚且至矣，秦越人述《难经》以证之。伤寒为病最大，仲景广而论之，为万世法。至于内伤脾胃之病，诸书虽有其说，略而未详，我东垣先生，作《内外伤辨》《脾胃论》以补之。先生尝阅《内经》所论，四时皆以养胃气为本，宗气之道，内谷为宝。盖饮食入胃，游溢精气，上输于脾，脾气散精，上归于肺，冲和百脉，颐养神明，利关节，通九窍，滋志意者也。或因饮食失节，起居不时，妄作劳役，及喜怒悲愉，伤胃之元气，使营运之气减削，不能输精皮毛经络，故诸邪乘虚而入，则疢动于体而成痼疾，致真气茶然而内消也。病之所起，初受热中，心火乘脾，末传寒中，肾水反来侮土，乃立初中末三治，及君臣佐使之制，经禁病禁时禁之则，使学者知此病，用此药，因心会通，溯流得源，远遡轩岐，吻合无间。善乎！　鲁齐先生之言曰：“东垣先生之学，医之王道也！”观此书则可见矣。

至元丙子三月上巳日门生罗天益谨序

方剂索引

十画

十一画

十二画

十三画

十六画

十九画

二十三画